李晓彤　谭京京　编著

老年人
运动安全
教程

人民邮电出版社

北　京

图书在版编目（CIP）数据

老年人运动安全教程 / 李晓彤，谭京京编著. -- 北京：人民邮电出版社，2023.12
ISBN 978-7-115-61949-5

Ⅰ. ①老… Ⅱ. ①李… ②谭… Ⅲ. ①老年人－健身运动－安全教育－教材 Ⅳ. ①R161.7

中国国家版本馆CIP数据核字(2023)第119870号

内 容 提 要

《老年人运动安全教程》是一本专为老年人编写的运动安全指南。本书全面介绍了老年人常见运动损伤及其处理和预防方法。首先，书中解释了运动损伤的概念，包括骨折和软组织损伤等。同时，本书详细阐述了老年人在运动中更容易受伤的原因，如不正确的姿势、薄弱的肌肉、错误的动作模式和关节活动范围不足等。为了帮助老年人应对运动损伤，本书提供了紧急处理原则，即"PRICE"原则，以及冷敷和热敷的正确应用方法。此外，书中还详细介绍了老年人常见的运动损伤类型，如网球、羽毛球、广场舞和跑步等运动引起的损伤，并讨论了运动护具对关节保护的作用及如何选择适合老年人的运动护具。最后，本书提供了一系列实用的练习动作，针对肩关节、胸椎、核心肌群、髋关节、膝关节和踝关节进行锻炼，以帮助老年人预防运动损伤。

本书旨在提高老年人对运动损伤的认知，指导他们正确处理和预防运动损伤，以便在保持健康和积极的生活方式的同时，降低潜在的受伤风险。

◆ 编　　著　李晓彤　谭京京
　　责任编辑　裴　倩
　　责任印制　彭志环

◆ 人民邮电出版社出版发行　　北京市丰台区成寿寺路 11 号
　　邮编　100164　　电子邮件　315@ptpress.com.cn
　　网址　https://www.ptpress.com.cn
　　天津千鹤文化传播有限公司印刷

◆ 开本：787×1092　1/16
　　印张：5.25　　　　　　　　　　　　2023 年 12 月第 1 版
　　字数：54 千字　　　　　　　2023 年 12 月天津第 1 次印刷

定价：35.00 元

读者服务热线：**(010)81055296**　印装质量热线：**(010)81055316**
反盗版热线：**(010)81055315**
广告经营许可证：京东市监广登字 20170147 号

您知道运动损伤后的紧急处理原则吗？

急性损伤期到底应该冰敷还是热敷？

受伤后该如何挑选运动护具？

运动损伤可以预防吗？

……

——请打开这本书，以上问题统统给您答案！

在线视频访问说明

本书提供部分动作示范视频，您可以按照以下步骤，获取并观看本书配套视频。

步骤1

用微信扫描下方二维码。

步骤2

添加"阿育"为好友（图1），进入聊天界面并回复【61949】（图2），等待片刻。

步骤3

点击弹出的视频链接，即可观看视频（图3）。

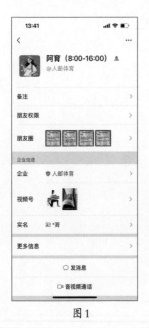

图1

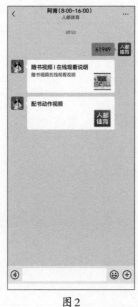

图2

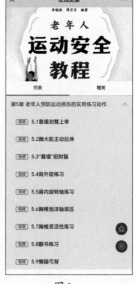

图3

前　言

身边的中老年朋友越来越注重健康、注重养生，开始体育锻炼，然而面对运动可能引起的损伤风险，他们往往一脸茫然，不知道为什么会出现损伤，也不知道损伤后应该如何正确处理，如何科学预防……这些情况是我们在普及大众健身科学知识工作中了解到的，且都具备一定的普遍性。目前，大众掌握的体育健身知识是非常基础、有限的，许多人还停留在中学体育课上获得的知识水平。特别是中老年人，在当今的网络时代，他们获取信息的来源不像年轻人那么丰富，对网络上鱼龙混杂的健身保健说法缺乏辨别力。当全民健身的理念深入人心后，群众体育科普工作者就需要解决这些问题，不断满足广大群众科学锻炼的需求。

这本书从什么是运动损伤、老年人出现运动损伤的原因、基本的损伤处理、运动护具和预防损伤的练习等方面向读者普及科学健身、正确防伤的理念。

谨以此书献给所有中老年朋友，希望能够解答大家健身过程中遇到的疑惑，对大家有所帮助。

目　录

第1章

什么是运动损伤

1.1 运动损伤就在老年人的身边

很多人认为运动损伤是运动中产生的一些肌肉拉伤、关节损伤、骨折等运动系统的损伤。的确，在我们运动锻炼过程中损伤时常会发生，但与此同时，日常生活中一些由于不正确姿势、错误的动作等导致的肌肉骨骼系统问题，例如不良坐姿导致的颈椎、腰椎疾病，不正确的走路姿势引起的膝关节、踝关节疼痛，以及错误的下蹲动作带来的腰椎间盘突出等同样属于运动损伤的范畴，运动损伤给我们的生活带来很大

困扰。因此，不仅在体育锻炼过程中我们有运动损伤的风险，日常生活、工作的时时刻刻可能都会遭遇运动损伤的困扰。当损伤程度较轻、没有影响正常生活时，我们可能不会注意。而当积年累月的损伤形成一种慢性劳损或者由于特定的动作引发急性损伤、疼痛后，往往才会意识到，原来我们应该注意纠正错误姿势、加强身体素质和科学地进行体育锻炼，因为只有这样才能帮助我们将受伤风险降低到最小。

1.2 有运动习惯的人更容易受伤吗

运动是否会额外增加受伤的风险？很多人认为，经常运动的人会更容易出现运动损伤。在这种观念下，静坐养生成为很多中老年人的首选。以膝关节损伤为例，是经常跑步的人受伤概率更大还是久坐不动的人呢？美国权威期刊的相关研究表明，有健身和跑步习惯的人群患关节炎的概率为 3.5%，而久坐不动人群的概率则为 10.2%。久坐反而更容易伤膝盖。也就是说，一定强度的运动与肌肉锻炼可以改善关节

骨与骨之间的润滑度、减少摩擦、传递负荷，从而起到保护关节的作用。而长期久坐会使关节中发生的这些代谢作用减慢，没有力的刺激，身体的零部件也会像长期放置不用的机械工具一样易生锈、易磨损，变得越来越脆弱。

当然，我们说运动一定要有限度，不能过度、过量。一旦超过身体的耐受程度，损伤就会发生了。

1.3 骨骼、肌肉和关节到底是什么关系

相信您对"骨折""肌肉酸痛""关节发炎"这样的说法并不陌生，很多运动损伤都与这三个组织（骨、肌肉和关节）密不可分，但三者之间究竟是什么关系呢？

首先，我们要清楚这三个概

念各自的含义。骨骼是支撑身体的坚硬架构，人体中的 206 块骨头不仅在运动时能够支撑、保护身体，同时也是造血、储藏矿物质的重要器官。而关节则是骨与骨之间连接的部位，一般由关节面、关节囊和关节腔三部分构

成，每一部分里又有相应的组织结构辅助连接的骨之间的活动，例如韧带可以保护我们的骨关节并限制一定角度的活动，这样我们的关节才不至于像木偶一样360度随意转动。再如，关节里的关节软骨，既避免连接的骨头之间相互摩擦，也能缓冲撞压，健康的软骨往往能使我们的关节更加"好用"。

最后，我们来看看肌肉。肌肉包括骨骼肌、心肌和分布在血管壁、消化道、呼吸道等内脏器官中的平滑肌。在讨论与运动相关的话题时，肌肉一般指的是骨骼肌。大多数骨骼肌借助肌腱附着在骨骼上。每一块肌肉都由肌腹、肌腱、血管和神经构成。

清楚每一部分的具体作用后，我们看看这三者之间是怎么连接的，以及它们不同的作用方式对运动损伤又意味着什么。可以说运动就是肌肉牵拉着骨绕着关节转动产生的。当三者之间协同配合，带动我们的骨骼做出不同方向上各种各样的活动，视觉上我们也就看到了形态各异的动作。而一旦肌肉拉力不当、外力过大，使骨骼运动超过了关节可以活动的范围，不仅肌肉会出现拉伤，关节周围组织也会受到损伤，碰到坚硬物体时骨骼甚至可能发生骨折。当然，损伤的形式还有很多种，但这三者之间的关系基本上也就决定了我们在运动中的一些不正确的动作或意外事件会造成怎样的运动损伤。

1.4 肌肉拉伤和韧带拉伤是一回事吗

有很多人在拉伤后分不清自己是肌肉拉伤还是韧带拉伤，在就医时描述不清，也不清楚不同部位拉伤可能会导致的后果。肌肉和韧带是完全不同的两种组织。肌肉是由肌细胞组成的，因为形似纤维状，所以我们一般称其为肌纤维。中间最肥厚的地方我们称之为肌腹，而两端将肌肉附着在骨骼上的部分我们叫它肌腱。肌腱是韧性很强、不可收缩的致密结缔组织。这样的构造才能确保我们的肌肉牢牢地附着在骨骼上，靠肌腹收缩做出强有力的动作。

韧带位于关节周围和关节内，它是主要用来帮助稳定关节、保护关节的纤维状结缔组织。所以，我们常说的肌肉拉伤和韧带拉伤，二者受损部位就不同。另外，受伤后二者恢复的速度也大不相同。肥厚的肌肉内有丰富的血管，新陈代谢速度是非常快的。而韧带拉伤后则远不如肌肉的恢复速度快，如果出现撕裂，严重的话一般需要通过手术来重建。从损伤后的表现来看，当出现肌肉肌腹部分局部的肿胀、压痛、肌肉紧张，受伤肌肉主动活动或被动拉长时疼痛加剧，一般判断为肌肉拉伤；而当运动过程中做出超过正常关节活动范围的动作，导致关节周围的疼痛、肿胀、淤血等症状，关节出现不稳、晃动，有的关节甚至完全松弛得像提线木偶一样，这时有可能是韧带拉伤甚至撕裂。二者损伤后的表现完全不同，在运动损伤发生后可以根据上述的特点进行判定，或者去医院的骨科、运动医学科等相关科室请医生对损伤的程度进行检查。

1.5 老年人常见的运动损伤类型

骨折

骨骼最常见的损伤就是骨折，根据撞击方式和骨折形态的不同，骨折又被称作不同的名称，例如应力性骨折、撕脱性骨折和粉碎性骨折等。单纯性骨折可以通过 X 线片诊断，骨仍处于正确位置、未发生明显位移的骨折，一般不需要手术治疗。而发生明显位移的骨折通常会导致破裂部分分离，需要通过加入钢板等将骨折分离部位固定。粉碎性骨折是较为严重的骨折类型，骨骼被压碎成小块，骨头长度会缩短，预后强度也比较差。这种类型的骨折一般出现在对抗性比较强的运动项目中，例如滑雪、冰球和棒球等。对于老年人而言，压缩性骨折是较为常见的一种骨折类型，特别是绝经后的女性，由于雌激素水平下降导致骨质流失加剧，骨骼脆性增加。在脊柱，

特别是胸椎、腰椎部位容易发生压缩性骨折，它是当身体受到两个相反的作用力时容易导致的骨折类型。例如从高处跳下时，地面给的作用力是一个方向，而由于重力导致身体下降的作用力是相反的方向，两个力的方向不同，而身体骨质脆性增加很有可能导致脊柱发生压缩性骨折。这种骨折也是隐蔽的，难以发现的，患者有时会出现隐隐的疼痛感，这时应及时就医，拍摄 X 光片检查椎体是否出现骨折。

总之，在发生骨折后一般会出现剧烈疼痛，当受伤者或身边人无法判断是否出现骨折时，不要轻易搬动发生剧痛的部位，以免造成二次损伤。此时，应当尽快拨打救援电话，同时寻找辅助固定的硬纸板等进行简单固定以保护损伤处，待医生确认后再进行处理。

软组织损伤

扭伤（韧带损伤）

关节是骨与骨之间的连接部分，而韧带就是保证关节稳定的纤维状结缔组织，环绕在关节周围形成关节囊。关节内部，骨的表面由一层很致密的叫作关节软骨的组织包绕，而关节出现炎症时，关节软骨的磨损、变性，则会导致关节出现疼痛，甚至活动受限。关节需要依靠关节囊内部滑膜分泌的液体来润滑，保证关节正常运动。随着年龄增加，代谢水平下降，关节滑膜分泌的液体减少，会导致关节骨骼之间产生磨损，严重的话会造成炎症，出现疼痛等问题。

韧带组织本身没有弹性，它主要的作用是稳固关节。当不正确的动作、长期错误的身体姿势等问题出现时，关节力线发生变化，导致动作超过韧带保护关节的最大角度，此时，很有可能导致韧带的扭伤，严重的甚至还会导致撕裂。实际上，韧带扭伤可以出现在任何关节，常见的就是踝关节外侧。我们常说的扭脚其实多数情况是踝关节外侧韧带的损伤。由于踝关节外侧本来就要比内侧长，而且外侧韧带相较内侧强大的三角韧带而言，本身就更薄、更弱一点，即保护力不如内侧强，所以崴脚常出现在踝关节外侧。

拉伤（肌肉肌腱损伤）

肌腱将肌肉连接在骨骼并传递肌肉发出的力量，带动关节做出动作。当不正当使用、错误的训练方式、疲劳等情况发生时，肌肉中间部位或者说肌腹部位易出现轻度痉挛，也就是我们常听说的抽筋。当出现肌肉酸痛、压痛和轻微肿胀时可判断肌肉出现了炎症。当肌肉附着在骨的部位出现炎症，则发生了肌腱炎。肌肉肌腱拉伤根据严重程度分为三级：Ⅰ级拉伤发生时肌肉纤维被拉伸，撕裂较轻微，这时肌肉的功能和力量水平仍较好，损伤较小；Ⅱ级拉伤发生时肌肉纤维出现部分撕裂，肌肉功能和力量轻度损伤；Ⅲ级拉伤发生时，肌肉肌腱完全撕裂，导致严重的功能丧失和力量损伤。很多时候，肌肉拉伤是由于运动时身体准备活动不够充分，特别是遇到外界天气过冷或过热时，如果运动前肌肉尚未被充分激活，爆发大力量时很容易导致肌肉拉伤。在肌肉附着点肌腱部位出现拉伤，则会导致肌腱炎。肌腱附着部位长期出现炎症则会转为慢性损伤，例如慢性肌腱炎。我们常说的肱二头肌肌腱炎、网球肘等，就是肌腱出现炎症导致的，做特定动作时疼痛会加剧。

第 2 章

老年人为什么会出现运动损伤

2.1 不正确的姿势

错误的坐姿正在损害您的脊柱健康

长期伏案后您是否会感到颈椎不适？坐得久了腰疼是否经常困扰您？有时我们可能在没有意识到的情况下就养成了一些错误的姿势习惯。错误的姿势貌似很轻松，肌肉不用发力，但脊柱长期处于异常的姿势下，小关节之间会失去平衡，保护脊柱的肌肉由于废用变得无力、脆弱，脊柱不能处于正常的中立位，脊柱健康就会受到损害。不仅如此，日积月累的错误姿势还会让脊柱逐渐产生适应，也就是为什么我们经常看到人们会不自觉地出现颈椎向前探、脊柱侧弯等异常姿势。所以，在生活中保持良好姿势，尤其是在久坐日益延长的现代社会，对于每一个人的健康来说都十分重要。

什么是良好的坐姿和站姿呢？在坐立和站立时，肩部放松，肩胛骨下沉，将脊柱保持在中立位，身体不要过度向前探，腰部挺直。

最重要的是，不要经常久坐，要经常变换姿势，活动活动紧张的肌肉，这样才能真正避免长期处于一个姿势带来的肌肉疲劳，进而避免可能引起的运动损伤。

搬东西姿势不对很伤腰

腰部是人体的中轴部位，对支撑躯干重量、维持身体稳定和完成各种动作有着很重要的作用。日常生活中，很多人都有不同程度的腰背痛，其实这很可能与姿势不正确，使腰部被迫承受更大的压力有关。有研究发现，如果我们站立时腰部承受的压力为 100% 的话，坐位腰部承受的压力是 140%，弯腰前倾腰部承受的压力升高到 150%，而此时在弯腰的基础上再搬动 20kg 的重物的话，腰部承受的压力则会升高到 220%。也就是说，如果我们长期处于坐姿或经常搬运重物的话，本身腰部就会承受更大的压力。在这个基础上，如果我们再采取一些错误的姿势，我们的腰部受到的压力还会进一步增

加，导致椎间盘承受过大的压力，容易产生炎症、疼痛等问题。那么什么样的腰部动作是错误的动作？我们该如何正确搬重物呢？首先，我们搬重物时应该量力而行，选择轻的、力所能及的来搬。如果您有搬运需求的话，最好请周围的年轻人来帮忙，不要逞强。其次，当需要您来搬重物时，最好将身体尽量靠近物体，先下蹲降低重心，用双臂固定好重物后再做起立动作。无论是搬东西还是抱孙子，都推荐您使用这种姿势，以减轻腰部承受的压力，避免受到损伤。

家庭主妇也会有"鼠标手"问题

长时间打字、手握鼠标的人易发生一种叫"鼠标手"的运动损伤，它的规范称呼是腕管综合征，一种神经被卡压引起的麻木功能障碍性损伤。经常握鼠标，可能由于桌面高度不合适、鼠标和手部大小不适配和手腕长期处于背屈姿势摩擦桌面等问题，我

们的拇指、食指或中指有时会感到异常和麻木，晚上睡觉时也有可能被麻醒。这时需要去医院请医生诊断是否患上了这种神经卡压性疾病。

需要注意的是，鼠标手不是程序员的"专利"。经常做家务的人，爱织毛衣、做针线活的女性，长时间打电话、经常手捧一本很重的书籍阅读的人，以及经常使用手腕负重干活的人都有可能有鼠标手的问题。这是另一种由长期固定的姿势，加上超负荷的负重压力导致的损伤。可见不正确的姿势，不仅会造成肌肉、关节的损伤，同样会波及穿行在其内部的神经，造成一些神经卡压，带来麻木甚至疼痛。

漂亮的高跟鞋会对足踝带来伤害

漂亮的高跟鞋既能帮助女性增高又可以带来自信与优雅。在现代职场中，穿高跟鞋也成为一种着装礼仪。另外，也有不少男士习惯穿一些硬底、内增高的鞋子来弥补身高的不足。长期下来，穿高跟鞋对足踝，甚至膝关节、腰椎都可能带来一定的损伤风险。这是因为在长期适应高跟鞋的过程中，我们的足部、踝关节、膝关节和腰椎等都出现了一些姿势性改变。例如足弓会因为穿高跟鞋增大踝关节背屈的角度而逐渐发生力线变化，使原来能够承受压力缓冲、保护足部的足弓变得扁平、塌陷。大拇趾可能会因尖头高跟鞋对脚的挤压形成拇外翻，足底形态发生改变从而影响正常走路。走路时，高跟鞋会让身体重心前倾，导致膝关节、腰椎都承受过大的压力，容易造成损伤。因此，中老年人不仅应在运动中选择舒适的运动鞋，在日常生活、工作中也应该注意鞋子的舒适性，挑选有一定柔软度，能够帮助保持一定足弓形态的鞋子，并尽量避免选择鞋跟过高的鞋子。

2.2 薄弱的肌肉

缺乏力量练习，您的肌肉力量会逐渐减弱

肌肉是动作发出的原动力，是带动骨骼在关节处运动的力量来源。健康、强壮的肌肉能够让日常行走更加有力，搬运物体更加轻松，完成的动作能达到更快的速度。当然，对于运动损伤来说，强健的肌肉起到的是保护关节、避免组织损伤的作用。而无论我们是否运动，我们的肌肉力量都会随着年龄的增加而下降，肌肉不像年轻时那么粗壮，也不如年轻时那么有力。将经常锻炼、进行力量练习的人与长期"静坐养生"的人进行对比会发现，前者肌肉储备增大，因此能帮助减缓肌肉衰弱的速度，从而拥有更多的肌肉来保护身体不受运动损伤的困扰。这也就是为什么经常跑步的人患膝关节炎的概率要比久坐不动的人低。

除了大家公认的健步走、游泳、广场舞等有氧运动之外，中老年人同样应该注重每周保持一定量的力量练习，只有肌肉更有力，动作才能更轻松，才更不容易受伤。

有些肌肉长期处于"废用"状态

前面我们提到要想不受伤，肌肉力量需加强。然而，现代化生活方式对人体的改变是潜移默化的，狩猎文化、农耕文明时期的人类为适应打猎、耕种劳作而进化的一些肌肉功能正随着现代文明的到来发生改变。以前，我们的父辈或祖辈手持锄头在田地里劳作，在森林中砍伐，利用工具开拓出了适宜生存的环境。如今，工具正在朝着越来越便捷化，使人越来越"懒惰"的方向发展，自动化机械作业取代了大

部分体力劳动，随之消失的是我们运用身体完成各种动作的机会。可能远古人看到健身房中奋力挥洒汗水的人会觉得可笑，但其实这正是我们想要去保留肌肉功能，保留住远古基因记忆而想到的无奈之举，也是现代文明发展的必然。

试想一下，长时间废用的腿部肌肉如何能保证膝关节耐受一定的负荷，废用的腰腹力量如何能维持身体的平衡？随之而来的就是身体对抗外部压力、负荷的能力越来越弱，这也是很多时候运动损伤发生在不运动的人身上的原因之一。

人体中有些肌肉您看不见，但很重要

除了身体表浅层可以触碰到的隆起的肌肉，在这些表浅层肌肉的下面还分布着许许多多块深层肌肉，它们对维持站立、行走、完成各种动作起着至关重要的作用。例如由我们的腰腹部、臀部这个整体构成的核心部位，除了表面的腹直肌、臀肌之外，还有犹如天然腰封一样的腹横肌，调节腹式呼吸的膈肌，转动脊柱、骨盆的多裂肌，兜住盆底、避免漏尿尴尬的盆底肌，带动髋关节做运动的臀中肌、臀小肌等。这些"背后的英雄"默默地工作，发挥着各自的作用。当我们缺乏运动时，不仅表层肌肉会变得瘦弱，深层的肌肉同样会出现功能失常，无法维持正常收缩或者过度紧张收缩。运动损伤发生后，我们常常需要通过很多功能性动作来刺激这些深层肌肉，帮助身体找到运用它们发力的感觉，调动起它们的积极性，让它们更好地为身体工作。

女性更应该加强力量练习

很多女性害怕进行力量练习把自己练出了"肌肉块"，变得棱角分明。但其实大可不必担心，要想真正变成肌肉身材本身对女性来说就是很难的一件事情。因为相较男性来说，女性由于生理因素肌肉力量大小、生长速度会相对小一些、慢一些。相反，女性其实更需要力量练习来获得强壮的肌肉以保护自己的关节，提高身体素质，预防运动损伤。

力量练习也不是只有年轻人才适宜的运动，中老年人同样需要。特别是中老年女性，由于绝经期的影响，雌激素水平下降，骨质比男性更容易变得疏松、变

脆。出现骨质疏松的女性，经常会出现身高下降和胸廓变形，甚至存在骨折风险。力量练习能够通过肌肉给骨骼带来牵拉作用，加上自身体重或一定外部负荷带来的压力，力量练习能够使骨骼重建作用加强、吸收作用减弱，新陈代谢加速从而让骨骼更加健康。只要掌握好练习时负荷的强度，使身体承受耐受范围内的力量挑战，坚持每周 2~3 次，每次间隔 48~72 小时，就可以很好地促进骨骼健康。

2.3 长期错误的动作模式

每天一万步，错误的走路姿势会让锻炼效果大打折扣

每天一万步是现在提倡的健身方式之一，深受中老年人的喜爱。无论是在公园步道，还是居住街区，健步走是我们穿上一双健走鞋就可以实现的运动，既方便，又可以与亲人朋友增加休闲

相处时间。手机中的计步排行榜经常会出现中老年人高居榜首的现象，但与此同时，很多人越走膝关节越疼痛，越走脚踝越不舒服，这是为什么呢？问题很有可能是错误的走路方式导致的。所有的动作都有一定的动作模式，包括走路。动作模式正确时，我

们在不断重复做动作后不会出现运动损伤，而一旦采用错误的动作模式，肌肉就会出现代偿，关节内有可能会产生摩擦，长时间重复动作就有可能引发慢性劳损。以走路为例，什么是正确的动作模式呢？如果在走路时在正前方放上一面镜子，观察镜子中的自己，那么迈步时重心应在两脚中间，身体保持笔直，肩关节和髋关节应随着迈步自然协调地摆动，双臂交替摆动，迈步脚落地时足跟先着地，逐渐过渡到外侧足弓，然后到横足弓，最后到脚尖，然后离地交替迈步。如果不能正确地完成走路的动作模式，要根据具体情况进行分析，从而找到膝关节疼痛、踝关节不舒适的深层次原因。如果长时间采用错误的模式健步走，一段时间后不仅锻炼效果较差，还会造成一些慢性劳损，进一步损害我们的健康。所以如果要运动的话，做对动作很关键。

做好一个动作不像您看到的那么简单

不同的体育运动项目会有各式各样的动作，每个动作都有相对标准的动作姿势。有些动作看似很简单，但实际上会有很多需要注意的点。要记住，人的身体总会以最"偷懒"的方式去完成动作，通过这样的方式达到最节省能量的目的。当我们现在已经不需要为获取充足食物、补充足够能量而努力时，我们再来观察完成每一个动作时我们的姿势是否标准，是否该参与的关节在悄悄偷懒，是否会有薄弱的肌肉使不上劲而靠着其他强大的肌肉进行代偿，是否出现了疼痛、关节受限让我们不能正确地做出动作……这些原因都是我们无法正确完成一个动作可能出现的情况。例如，您可能听过医生说靠墙静蹲可以加强腿部肌肉力量，但医生却没有告诉您该如何做好一个靠墙静蹲动作。殊不知，如果动作出了问题，不仅达不到锻炼效果，还有可能造成新的损伤。做好一个动作就像是学习一样，需要学习动作要领，关注身体摆放的位置，正确的用力方式，感受哪里会出现酸痛。如果该练到的地方没有被练到，应找到自身的原因予以纠正，使身体动作符合正确力线的需求。

2.4 关节没有达到正常的活动范围

关节是连接骨与骨的结构，每一处关节由于骨连接结构不同、肌肉力量不同以及关节周围软组织的性质不同，它的活动范围也是不一样的。我们的肩关节、髋关节连接处是一个像球窝一样的形状，它们的活动范围是比较大的，关节比较灵活，可以进行弯曲、伸展、向内旋转、向外旋转、向内侧收、向外侧舒展以及各个方向动作的复合运动。但除此之外，身体里也有相当多看似不那么灵活的关节，它们只能进行某个特定方向的活动，比如膝关节主要是弯曲和伸展的活动。每个关节不论活动范围大小，对我们人体来说都有不可替代的作用。所以，我们身体中的每处关节都有其正常的生理活动范围、活动角度（或称活动度），只有保持正常的活动角度，才能确保我们关节处各组织都处于正常运行状态。而一旦由于骨折、脱位、炎症等情况的出现，使我们的关节角度随意扩大或粘连缩小时，也就意味着关节处出现了异常结构改变，运动损伤正在发生。那么身体主要关节正常的活动度是多少呢？如何判断关节角度是否正常呢？我们可以参考下面的表格，用一个量角器进行测量。

特定单关节的活动度

身体运动	度数（°）
肩带运动	
曲	90～120
伸	20～60
外展	80～100
水平外展	30～45
水平内收	90～135
内旋	70～90
外旋	70～90
肘关节运动	
曲	135～160
旋后	75～90
旋前	75～90
躯干运动	
曲	120～150
伸	20～45
外旋	10～35
内旋	20～40
髋关节运动	
曲	90～135
伸	10～30
外展	30～50
内收	10～30
内旋	30～45
外旋	45～60
膝关节运动	
曲	130～140
伸	5～10
踝关节运动	
背屈	15～20
跖屈	30～50
内翻	10～30
外翻	10～20

资料来源：PAMELA K LEVANGIE, CYNTHIA C NORKIN. Joint structure and function: a comprehensive analysis [M]. 2nd ed. Philadelphia: Davis, 1992: 512.

2.5 其他原因

运动前、后这些步骤不可少

准备运动前为了让身体逐渐适应增加的运动量，需要进行一些热身活动，帮助身体在运动时能够迅速进入活动状态。特别是剧烈运动前，热身活动是必不可少的一环。我们看球赛时可能会发现，在开场前运动员会在场地中跑来跑去，有的还会做一些拉伸动作，这就是赛前的热身活动。同样，我们普通人在锻炼前也需要做一些准备活动。这些活动能让我们的肌肉适应性收缩，让身体逐渐热起来，适应周围的温度，让我们的心肺系统得到充足的调动，为后续运动做好准备。这样能够避免猛然进行剧烈运动可能会导致的肌肉不适，甚至拉伤。运动前可以简单做一些

拉伸、慢跑等热身动作，以帮我们很好地避免运动损伤的发生。

另外，很少有人知道运动后也需要给身体降降温，也就是做一些放松和恢复。运动时身体运动机能、心肺功能得到充分的调动，心脏将血液泵入四肢肌肉，心率加快、血压升高。如果我们突然结束运动，特别是在剧烈运动时突然停下的时候，很有可能造成血液回流速度跟不上，停留在四肢肌肉造成心肌和大脑缺血而晕倒。很多人都有跑步突然停下时眼前发黑的经历，这就是因为我们不能缓慢地将速度降下来，大脑缺血导致的后果。充分的放松，可以避免我们出现类似的情况，降低运动损伤发生的可能性。而且，运动后积极地恢复

也可帮我们将运动时产生的乳酸等代谢废物加快排出体外，避免造成肌肉酸痛，提高身体的耐受能力。放松手段可以是一段距离的放松跑，也可以是简单的拉伸恢复，或者通过泡沫轴、筋膜枪帮助酸痛的肌肉进行恢复。总之，积极地恢复是高效健身必不可少的一环。

充分了解自己身体的极限，遵循循序渐进原则

有时，刚开始锻炼的人希望几天内就看到自己身体的变化，如果效果不明显就会加倍训练，用更大强度、更长时间的训练刺激肌肉。事实上，收获运动效果不是一天两天的事，而是经年累月坚持的结果。对于新手来说，不可能在短时间内就看到特别明显的锻炼效果。相反，盲目采用大负荷、大运动量的方式很可能使运动超过自己身体的极限，进而出现疲劳和运动损伤。

运动应遵循循序渐进原则。特别是对新手来说，一开始不要给自己定太高的目标，一口气吃个胖子。可以从最简单、最轻松的动作做起，逐渐找到适合自己的节奏和强度。此时，我们可以通过监测呼吸、心率等手段了解自己的耐受能力。例如，刚开始运动时可以观察呼吸频率是否过快，在运动中是否还能和别人正常交流。如果呼吸加快、微微出汗，运动时还可以和别人正常交流，那么此时的运动强度对您来说是一个中低强度，可以继续。当您发现您在运动时呼吸明显加快，无法和别人说一句话时，此时的运动强度对您来说则达到了大强度的程度，应相应地调整运动强度，降低呼吸频率，回到中低强度。另外，如果佩戴的智

能手表、手环有监测心率的功能，可以通过心率来判断运动强度。可以用公式"220－你现在的年龄"计算最大心率，将40%～60%最大心率设定为一个中等强度运动区间，时刻观察自己的心率也是判断运动强度的好办法。除了强度，我们运动的频率也可以适当调整。例如做有氧运动的话，刚开始时可以隔1～2天运动一次，逐渐过渡到每天运动。做力量练习则应留给肌肉充分的恢复时间，一般建议至少间隔48～72小时。

第 3 章

出现运动损伤后，老年人应该知道的处理方式

3.1 急性运动损伤后的紧急处理原则——"PRICE"原则

急性运动损伤在日常生活和运动中并不少见，但发生损伤后应当如何正确处理很多人却回答不上来。伤后的处理方式对是否能尽快恢复，避免急性损伤转为慢性损伤，以及避免出现后遗症至关重要。其实只要记住 5 个英文字母就可以从容应对。以最为常见的踝关节扭伤为例，损伤后 48 小时内应当遵循"PRICE"原则。该原则第一个字母 P 就是"保护"（Protection）的意思，此时应立即停止活动并保护受伤的脚踝，可以将受伤部位固定，但不要轻易移动或搬动身体，以免二次损伤的发生。第二个字母 R 是"休息"（Rest）的意思，即要停止再做任何活动，好好休息，避免脚负重等加重损伤的动作。第三个字母"I"则是很多人关注的"冰敷"（Ice）的意思，即在脚踝急性损伤发生后的 48 小时内应当适当冰敷，促进血管收缩，减缓炎症细胞渗出，降低血

液循环速率，及时地冰敷能够有效地缓解局部疼痛，控制踝关节肿胀程度，帮助后续快速恢复。字母"C"代表着"加压包扎"（Compression），也就是我们经常看到的踝关节被白色的绷带一圈圈缠绕包裹。医生在包裹时通常会施加一定的压力，适当的压迫也可以帮助减轻肿胀，缓解炎症。最后的字母"E"意思是"抬高患肢"（Elevation），适当将小腿垫高至高于心脏的水平位可以帮助加快受伤的脚踝处组织液回流，继而减少肿胀和疼痛。

3.2 受伤后需要冷敷还是热敷

刚才我们说急性损伤后的48小时内应当遵循"PRICE"原则，其中的字母"I"就是冰敷（Ice）的意思。此时，我们应当清楚急性损伤通常会伴有充血、肿胀的情况，此时的冰敷正是起到给受伤部位降温、减轻肿胀的作用。而现实生活中，很多人将一块热毛巾敷在了刚刚发生损伤的部位，热传导作用加剧了炎症组织的渗出，那么只能让肿胀的地方越肿越大，延长了恢复时间，不利于损伤修复。那么到底是否能采用热敷的方式促进恢复呢？什么时候可以热敷呢？建议在急性损伤的后期（一般指超过48小时后）或慢性损伤阶段，受伤部位出血基本停止时进行，慢性劳损、过度疲劳导致的慢性损伤也可以选择热敷。在家中我们可以用温水浴、温热的毛巾等湿敷，温度控制在40～50℃，不宜过烫以免出现烫伤。

3.3 正确冰敷您真的会吗

当我们知道冰敷可以减少组织液的渗出，减轻肿胀，降低疼痛感后，我们还应学会科学、正确地采用冰敷的方法帮助我们进行恢复。那么具体应当怎么做呢？首先，在创伤后的 36～48 小时内应尽早开始冰敷，最好在受伤后即刻处理好伤口并包扎好后就开始进行冰敷。其次，冰敷的部位要正好选在疼痛或肿胀的部位上方，不应在其他身体部位进行冰敷。在我们选择冰敷工具时，如果有条件可以自行制作。最好是冰水的混合物，可以在家找一个保鲜袋，用 1:1 的比例将冰块和水倒在袋子里，封好口制作好冰敷袋。或者找一根冰棍或一个冷水袋，然后在受伤部位垫上一块毛巾，或将衣物包裹住冰敷袋、冰棍或冷水袋进行冰敷。应注意避免直接接触皮肤，以免皮肤无法耐受而产生损伤。冰敷时长掌握在 20～30 分钟，每隔 3～4 小时冰敷一次。

第 4 章

老年人常见运动损伤及可用的运动护具

4.1 老年人常见运动损伤

网球、羽毛球等运动引起的损伤

（1）肩关节

肩关节是由上臂的肱骨，胸壁上方的锁骨以及后背的肩胛骨 3 块骨骼构成的，它的样子像一个球窝状的结构，和我们的髋关节类似，这种连接方式让我们的肩关节非常灵活。但是从结构上看，肩关节的球窝又相对比较浅，所以它的稳定需要借助肩关节周围的肌肉力量来维持。肩关节是做投掷动作（例如举手过顶、扔抛篮球和挥拍击打等）必不可少的关节，如果肌肉力量不足会导致肩关节处发生运动损伤。中老年人力量逐渐下降，肩关节就是最容易发生损伤的部位之一。那么中老年人群中会发生哪些常见的肩关节损伤呢？什么时候可以用护具来保护肩关节呢？下面我们将一一介绍。

• 肩周炎

肩周炎是肩关节周围炎症的一种简单叫法，是肩关节周围组织慢性无菌性炎症反应，能引起关节囊发生粘连，导致肩关节处感到僵硬、疼痛、无力。由于肩周炎多发于 50 岁左右的中年人群中，所以俗称"五十肩"或

"冻结肩"。

为什么有的人会出现肩周炎这种损伤呢？除了由于年龄增加、机体老化，肩关节软组织会产生退行性性变之外，久坐、肩膀固定不动，肩关节周围肌肉逐渐变弱，失去了对关节的保护作用也是原因之一。另外，肩周炎也会出现在肩关节急性损伤的愈后阶段，没有及时进行康复训练，产生了组织粘连。

当你发现一觉醒来肩关节的活动不那么灵活了，尤其是抬胳膊使不上劲，还出现疼痛、怕冷的情况，那么你可能肩关节出现了这种疾病，需要通过医生诊断来确诊。出现肩周炎后，除了采用一些药物、理疗和局部封闭来治疗之外，在不引起疼痛加剧的基础上，肩关节需要进行一些康复性功能训练，例如肩手爬墙、钟摆训练等，可以促进僵硬的关节尽早恢复正常活动范围，改善活动受限问题。

• 肩袖损伤

只要出现肩关节疼痛、僵、活动受限就是肩周炎吗？答案是否定的。还有一种常见损伤也会引起类似的症状，那就是肩袖损伤。肩袖是一个很形象的概念，肩关节周围的一些肌肉附着在肱骨头上，有了它们的加持作为动力，肩关节也就能够进行内外旋转和举手过头顶的活动。这些肌肉相互配合、协调合作还可以帮助维持肩关节的稳定。肩袖损伤就是肩关节周围的这些肌肉肌腱产生的拉伤、撕裂等不同程度损伤。

当摔倒时手臂外展撑地或者举、拿过沉的物体可能会伤害肩袖的肌肉群。在运动时如果肩关节活动超过了正常的活动度，过度运动也有可能会导致肩袖拉伤甚至撕裂。中老年人由于年龄增长关节处血供减少，加上缺乏锻炼，肩袖组织的强度本身就会减弱，所以肩袖损伤容易发生。肩关节过度活动，长时间在弯曲外展 60 度左右的位置运动，时间长了肩袖肌肉肌腱就会产生一定程度摩擦，特别是肩胛骨上方的冈上肌容易受损。例如爱打羽毛球、网球，经常自由泳、仰泳的人也易发这类损伤。

那么如果出现肩袖损伤，我们应该怎么办呢？肩袖损伤的症状和肩周炎非常类似，我们自己有时无法判断，所以需要及时就医进行诊断。肩袖损伤是一种肌肉肌腱的损伤，与肩周炎的炎症性损伤不同，它需要我们进行及时休息制动，固定愈合后再逐渐恢复康复运动。严重的肩袖撕裂有时甚至需要手术修复。

• 肩关节损伤后辅助恢复的运动护具

形如背心式的护肩是较为常见的肩部防护工具，它主要用来固定肩关节，防止肩关节脱位、半脱位，对于关节脱臼的人有保护作用。因为肩部护具在肩上方施加了保护，所以在穿戴之后，肩上举、外展等动作都会受限。如果患肩周炎，需要肩关节进行一些积极的康复训练，促进肩关节恢复正常活动范围，这时是不建议去穿戴这种运动护具开展运动的。

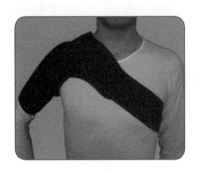

背心式护肩

（2）肘关节

肘关节是小臂处最为重要的关节，涉及上臂的肱骨和小臂的尺骨和桡骨。桡骨是小臂拇指一侧的骨骼，它与肱骨构成的关节处可以内外旋转，而尺骨形成一个鹰嘴式的形状勾住肱骨，在肘关节后方可以触摸到尺骨鹰嘴的隆起。屈肘时用一手握住另一侧肘关节，拇指按住后侧的尺骨，通过虎口握住肘关节前方，然后做伸肘动作，我们在肘关节内、外侧可以明显摸到两处隆起，内侧的隆起称之为肱骨内上髁，外侧的称之为肱骨外上髁。而肘关节常出现的损伤就与这两个部位有关。

• 网球肘

网球肘是肱骨外上髁炎的代称，由于这种炎症经常发生在网球运动员及爱好者中，所以用网球肘来称呼。前面介绍了肱骨外上髁的位置在肘关节外侧肱骨隆起处，那么为什么这里会出现炎症呢？因为负责手腕及手指伸展的肌肉肌腱附着在肱骨外上髁，这些伸肌重复发力导致了肌腱炎症。

在网球、羽毛球等运动中经常做伸腕、旋肘挥拍发力动作，容易导致肌肉起点处的肌腱产生磨损、撕拉，进而产生肘关节外侧酸痛、酸胀等不适感。可有的人明明不打网球怎么也会得网球肘呢？这是由于肱骨外上髁炎不仅会出现在运动人群中，经常进

行家务劳动、重体力活动，需要提拉重物、洗衣服拧衣服，甚至是织毛衣反复用到伸腕肌群时，由于疲劳、肌力不足等因素，网球肘也时常会发生。

如果出现网球肘问题，急性期应减少手臂负重活动，遵医嘱服用一些消炎的药物或进行理疗康复治疗。急性期过后，可以用一个按摩球滚压肱骨外上髁处紧张的肌腱，或者将手臂伸直，一手握住疼痛侧手指使手心朝下手掌背屈对伸肌进行拉伸放松。也可用护肘来保护肘关节。

• 高尔夫球肘

高尔夫球肘是肱骨内上髁炎的代称，和网球肘类似，它的名称也是因为经常发生在打高尔夫球人群中而得来。与网球肘不同的是，它是发生于肱骨内上髁（也就是肘关节的内侧）的炎症性损伤。肱骨内上髁是负责前臂屈曲、旋前肌肉肌腱附着的起点，经常用到这些肌肉容易产生

慢性劳损和炎症，例如经常做投掷动作、抛球动作比较容易出现这个问题。除此之外，有的人在写字时握笔姿势不对，使前臂过分向内侧旋转，手腕弯曲，发力很大，写字时间很长，也会导致高尔夫球肘。但相比之下，网球肘要比高尔夫球肘更为常见。如果出现高尔夫球肘，肘关节内侧出现疼痛，肱骨内上髁位置会有压痛，并且在屈腕、内旋前臂时会加重。此时首先要观察是什么姿势、什么动作引发的疼痛，及时停下受伤的动作。如果无法判断轻重，应及时就医。要知道，在急性期接受积极的治疗会加快炎症的消除，防止急性炎症转为慢性，免受长时间伤病的困扰。同时，受伤阶段也可以使用护肘这样的运动护具来保护肘关节。

• 肘关节损伤后辅助恢复的运动护具

当肘部出现炎症、疼痛，伤病没有完全痊愈时，运动前可以戴护肘帮助保护肘关节。此时，护肘的作用相当于在肘部施加了一定的压力刺激，将关节包裹得更为紧实，可以减轻疼痛的感受。尤其是完成一些推举、手撑地动作时，护肘可以提供一定的稳定关节的作用。另外，在损伤后的恢复阶段，护肘也可以起到促进恢复、加压包扎的作用。

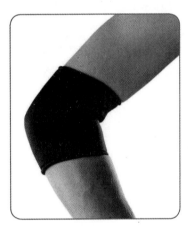

护肘

（3）腕关节

手腕是我们使用最多的小关节之一，无论是抓握物体还是完成日常功能性的动作，都离不开腕关节的参与。腕关节也是非常灵活的关节，在腕部和手部具有非常多的骨骼、肌肉、韧带、神经和血管。正是这些精巧的手部结构才能让我们能够灵活地运用手腕完成诸如穿针引线这样精细的动作。腕关节是连接小臂和手掌之间的关节，由8块大小不一、不规则的腕骨与小臂的桡骨、尺骨，以及手掌的掌骨构成。在手腕部分布着很多小肌肉，这些肌肉是使我们灵活运动腕关节的动力来源。如果从功能上来大致分类的话，主要分为掌管弯曲的屈肌群和负责伸展的伸肌群。弯曲是抓握动作，主要由手心一侧的屈肌群控制，伸展是舒展动作，由手背侧的伸肌群控制。

• 鼠标手

鼠标手其实是指的腕管综合征，它是一种神经损伤，是由位于掌心一侧掌骨的正中神经引起的。腕管其实是对掌心侧腕骨和屈腕肌群周围的韧带在该侧形成的像管道一样的结构的形象描述，穿行其中的正好有正中神经

以及屈肌肌腱。首先这就从解剖结构上构成了损伤的基础，如果使用手腕抓握过重物体，长期重复性地使用手腕打字、握鼠标会使腕管体积变小、压力增高，造成正中神经的卡压而出现诸如手掌麻木、手指不灵活、疼痛、刺痛样的感受。这时就应考虑是否出现了这种腕管综合征。

得了鼠标手一般需要制动腕关节，可以用夹板固定，或者注射皮质类固醇的药物。严重的还需要通过手术来解决。

• 腕部扭伤、肌腱炎等损伤

手腕部灵活的结构使得在一些反复用力和拉拽中容易产生一系列肌肉肌腱和韧带的损伤。有时损伤程度很轻，我们只是感到手腕疼。但有些引起了炎症、扭伤，情况严重的话会有持续的疼痛感。常见的腕部损伤其实还有肌腱炎、腕部扭伤、小骨折等。无论是过度抓握还是用力投掷，过度使用、抓握过沉的物体都是

造成损伤的可能原因。在损伤恢复过程中，根据受伤程度逐渐恢复正常的关节活动范围，增强小关节肌肉的力量，提高抓握的能力是总体的目标。总结起来就是需要恢复手腕部位正常的功能运动，使其能够满足日常生活中对手腕、手掌处功能活动的需求。其实，手腕处很关键，试想一下，如果我们不能抓握物体，连吃饭、喝水、洗脸都可能会受到影响。所以平时注意保护好腕关节，不要拎拿过重的物体，避免长期处于一个固定的姿势，正确做好抓握动作等都是需要注意的重点。

• 腕关节损伤后辅助恢复的运动护具

护腕是日常生活中常见的运动护具，乒乓球、羽毛球的运动员在比赛中都会戴护腕来保护自己。根据作用不同，通常护腕有以下几种。

①加压固定型：一般这种护腕主要是用来固定腕关节，以最大限度地限制关节活动，类似医院中的夹板固定。这样的护腕一般会套到手掌位置，留出拇指活动的空隙，用伴有夹板或横向粘板的支撑材料固定住腕关节，使之不能做随意弯曲、伸展动作。在一些骨折愈合期，急性扭伤、拉伤比较早期的阶段，这种护具能够有效地支撑、保护关节，避免骨折部位对位不齐，促进肌肉、韧带等组织恢复。

②运动防护型：这种护腕适合损伤恢复时辅助腕关节完成正常动作时使用，减缓手腕受到的冲击力，降低疲劳。材质一般为弹性绷带、加压毛巾或弹力更大的聚酯纤维织物，根据腕部需要获得的支撑力强弱可以选择对应材质的护具。越到恢复的后期，建议使用支撑力度越小的护具，慢慢建立起手腕自身的稳定能力。

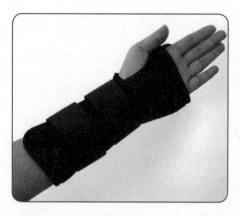 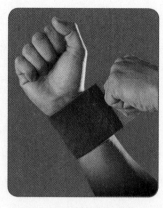 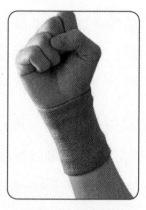

加压固定型　　　　　运动防护型（绷带）　　　　运动防护型（聚酯纤维）

广场舞等舞蹈运动引起的损伤

（4）腰椎

腰椎是脊柱在腰部的一段，整个脊柱是连续排列的，在颈部的 7 块椎体形成了颈椎，在胸部的 12 块形成了胸椎，腰椎有 5 块椎体与下方的 5 块骶骨相连，整个一条椎体叫作脊柱。脊柱内穿行着很多神经，同时也包裹着我们的生命中枢脊髓，脊柱如果发生严重损伤很可能会危及生命。所以保护好脊柱，特别是保护好容易受伤的颈椎、腰椎至关重要。

在腰椎部位，每一块椎体被称为椎骨，而每块椎骨通过椎间盘进行连接，由附着在脊柱上的肌肉控制椎体的活动，并通过韧带支撑，让每一块椎骨稳定地固定在自己的位置，这样就既能保障脊柱获得较大的活动度，可以很灵活地弯曲、伸展、侧屈、旋转，同时也能在完成站立、坐下等动作时提供稳定的支撑。脊柱天生具备一定的生理弯曲，这些结构具备一定减震作用，保障身体能够承受一定的负重。在腰椎处，椎骨自然向前弯曲，能够让脊柱处于自然弯曲的正常排列，这个位置称为中立位。处在中立位的椎体每一节都在正常位置上发挥自己的作用，肌肉、韧带之间的结构很平衡，身体感到很轻松。而一旦脊柱主动或被动偏移，例如长时间异常姿势站立、久坐，骨盆过度前倾或后倾，无法保证脊柱正常排列，脊柱的减震作用就会被削弱，无法提供应有的支撑作用。而且椎骨、椎间盘、肌肉、韧带等组织也容易发生损伤。特别是中老年人，骨量丢失、骨质下降，椎体自然退行性变，腰椎部位本身就容易出现损伤，如果失去正常的姿势，又没有强有力的肌肉进行保护，腰椎损伤就在所难免了。

• 椎间盘突出

近年，有腰椎间盘突出症状的人越来越多，甚至向着年轻化方向发展。椎间盘是两个椎骨之间的结构，为什么它会突出呢？突出后会有什么症状呢？这就要从椎间盘本身的结构说起。椎间盘中间有一个像果冻一样的髓核被外侧环状的结构包裹，做正常的动作时椎间盘受力均匀，不会出现膨出。而当出现异常的姿势时，例如弯腰时过于前倾，或者手提重物腰部负重过重、受到的压力过大时，这种胶状的髓核就有冲破环状组织，向左后方或右后方推出的风险。膨出的髓核有可能压迫从脊髓延伸出的神经，进而导致腰疼、腿部麻木、刺痛等症状。

弯腰驼背、久坐，缺乏腰部力量练习等都是造成椎间盘突出的可能原因。如果将腰部比作一个支架的话，身体长时间前倾、重心远离支架，通过杠杆原理可以知道维持脊柱周围的肌肉需要承受更大的作用力才能维持腰椎稳定。一旦超过肌肉的保护能力范畴，腰椎持续受到异常拉力无法维持平衡，身体就会做出反应，产生疼痛，来引起我们的注意。此时，一定要重视身体发出的信号。疼痛不仅仅是坏事，它还是一个保护机制，身体通过疼痛来提醒可能出现了问题。这时应该改变不良姿势，纠正过度前倾，使重心尽量回到中立位。通过改变不良生活习惯，服用消炎药物，一段时间休息后椎间盘突出的症状可能会缓解。但这不代表没有再次损伤的风险，这时一定要注意保护好腰部，适当进行一些腰背部的功能性锻炼，加强腰部力量，避免损伤进一步发展。

• 椎骨骨折

随着年龄增加，骨代谢会变慢，容易出现骨质疏松现象。特别是老年女性，在绝经后雌激素水平下降，骨中钙流失加剧，骨质更容易变脆。此时，如果发生跌倒、碰撞等磕碰就有可能引起骨折。腰椎骨折常发生在骨质疏松后，腰椎椎骨好像被纵向压扁了一样，表现为压缩性骨折。为了预防椎骨骨折，中老年人应当从改变生活方式入手。饮食上注重补充钙与蛋白质，让钙的摄入量增加。此外还应加强户外活动，尤其是在太阳下进行的户外运动。通过这种方式既能加强锻炼，避免肌肉萎缩，促进肌肉对骨骼产生有力的保护，又能提高维生素 D 的合成，而维生素 D 可以促进钙的进一步吸收，对骨量增加有积极作用。

• 腰肌劳损

腰肌劳损是骨科门诊最常见的疾病，是下腰痛的常见病症之一，其发病率占腰痛的 70%。那么什么是腰肌劳损呢？腰肌劳损是由于肌肉劳损发炎进而刺激神经引起的一系列症状。可以说，腰肌劳损又是一个"坐出来"的毛病，是腰背肌长时间紧张收缩出现的无菌性炎症，不仅会引发疼痛，也会刺激神经引起放射性疼痛。坐得久了为什么腰肌会出现劳损？其实长时间处于坐姿或者弯腰的姿势，腹肌自然而然地放松了，上半身的重量全部加到了腰肌上，慢慢地累积成了腰肌损伤。出现腰肌劳损后，不仅腰背部会有疼痛感，胯部、大腿外侧、膝关节处也可能会产生放射性疼痛，由于症状与"椎间盘突出"很像，常常被误诊。

腰肌劳损只需要通过服用止痛药、进行休息就会有所好转。但其实这治标不治本，很容易出现反反复复发病的情况。腰肌劳损从根本上还是肌肉受到了异常的拉力而无法耐受导致的。因此，想要除病根，要找到导致劳损发生的异常姿势，避免重复该动作，减少给骨骼肌附着处带来的超负荷拉力，建立机体的平衡。此时，腰背肌肌肉力量的增强就显得尤为重要。可以通过功能性锻炼，例如臀桥、平板支撑等静力性动作稳固基础，然后再通过一些动态抗阻练习加强做动作时的腰部核心力量，提高肌肉耐受能力。

• 腰椎损伤后辅助恢复的运动护具

腰部损伤发生后可以采用护腰来帮助支撑、稳定腰椎。护腰通常由有一定弹力的网状织物制成，有些在背部还会增加一定的软垫或硬垫进行支撑。围上护腰就像是给腰部增添了一层"腰封"，让腰椎更加稳固。在出现疼痛、劳损、骨折时，需要限制腰椎活动幅度，此时可以用护腰来提供临时保护，进而减少腰部继续受损的风险。同时，护腰也可以稳定躯干，改善肌肉受力，起到支撑作用，有利于缓解腰部疼痛。但是没有腰部疾病的人，并不适合用护腰来提前预防疾病。特别是久坐一族，穿上护腰不仅不能保护腰部，反而可能由于过度依赖护具失去自身抵抗外界刺激的能力，使腰椎变得更脆弱、更易受伤。

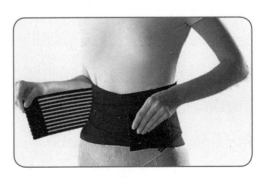

护腰

跑步、足球等跑跳类运动引起的损伤

（5）膝关节

膝关节是由大腿的股骨、小腿的胫骨以及髌骨3块骨骼构成的关节，周围由强有力的肌肉、韧带和软骨共同维护膝关节的稳定性。膝关节处，股骨与胫骨构成胫股关节，而髌骨是浮在股骨上方被包裹在髌腱中一块独立的骨骼，能够保护前侧的胫股关节，它增加了附着在膝关节上肌肉的长度，从而增强肌肉力量，让腿部强壮而有力。髌骨也会在肌肉作用下随着膝关节弯曲伸展而上下滑动，用手可以触碰到髌骨的移动。膝关节处的肌肉不仅可以使关节做屈伸运动，还能维持关节的稳定性。膝关节伸展主要由股四头肌发挥作用，屈曲主要由腘绳肌发挥作用。除此之外，膝关节处还附着着负责内收和外展大腿的肌肉。膝关节处主要有4条重要的韧带帮助稳定关节，

既有限制胫骨相对股骨过度前移的前交叉韧带，也有控制胫骨相对股骨过度后移的后交叉韧带，前后交叉形成一个类似"十字形"的结构，所以又把它们合并称为十字韧带。另外，膝关节内外侧也有限制过度活动的内侧副韧带和外侧副韧带。这些韧带共同作用限制膝关节过度移动，让其更好发挥支撑作用。除了肌肉和韧带，如果膝关节骨与骨之间直接相连，可想而知骨面会摩擦严重而很快被磨损掉，这时就少不了软骨来提供缓冲和支持，半月板就是胫骨骨面和股骨之间起到缓冲保护作用的结构。半月板是两片像半个月亮一样的软骨，外厚内薄像一个托盘一样将股骨稳稳地托在胫骨上。膝关节处的这些组织结构共同发挥作用，使人类能够正常行走，完成跑、跳等动作。但是，膝关节处的结构特点也成为后续不正确使用、过度使用造成损伤的一部分原因。了解

膝关节处的结构可以帮我们更好地理解损伤发生部位、特性，从而做好下一步的恢复和保护。

• 膝骨关节炎

骨关节炎最常见的就是在膝关节处，特别是老年人。膝骨关节炎就是以关节软骨退行性变和周围骨质增生为特征的慢性骨关节病。关节软骨大部分是由水构成，除此之外还有一些蛋白类的物质。这些成分保证了软骨的健康，使软骨发挥正常的承重作用。随着年龄增加，这些材质会像磨损的橡胶一样，弹性降低，功能退化，随之会引起骨关节磨损，关节间隙变窄，产生关节疼痛、肿胀、功能障碍，甚至关节变形。

患有膝骨关节炎的女性高于男性，这可能与绝经后雌激素的丢失有关。另外，肥胖、长时间处于站姿、蹲姿，曾经有膝关节损伤病史，居住环境阴暗潮湿，从事重体力劳动等，也是患膝骨关节炎的高危风险因素。发生膝关节疼痛时应及时就医，通过控制体重，减少做增加膝关节负重的重体力劳动，及时服用药物并通过一些理疗的方式进行缓解。另外，可以通过加强运动，锻炼股四头肌、腘绳肌的力量来更好地保护膝关节，增强关节功能。

• 韧带损伤

在 4 条主要保护膝关节的韧带当中，最常发生损伤的是前交叉韧带。前交叉韧带是限制膝关节过度前移的重要保护性结构，当膝关节处产生弯曲的同时做过度外翻、外旋等异常动作时，膝关节过度前移超过韧带限制的程度，前交叉韧带损伤就会发生。轻微的拉伤，会有疼痛感，但有时造成损伤的动作往往十分猛烈，很可能会造成前交叉韧带的撕裂。损伤发生后，膝关节会有一种松弛、打软感，有时损伤瞬间会听到膝关节处"砰"的一声断裂响。

在损伤的急性期，应遵循前文中介绍的"PRICE"原则，及时制动、冰敷并加压包扎。如果伴有肿胀，应以消除肿胀为首要目的。消肿后需结合损伤程度，以是否能满足正常功能活动为标准来判断下一步的治疗方式。由于韧带自我修复能力比较差，如果撕裂严重，一般需要通过手术来重建前交叉韧带。虽然目前关节镜下手术修复韧带的技术已经很成熟，但再好的材料也不如原装的。也就是说，我们应当保护好膝关节处的韧带，带着科学运动的意识来完成动作，在日常生活、运动中注意避免引起损伤的不正确姿势与动作，避免损伤的发生。

• 软骨损伤

半月板损伤是常见的膝关节软骨损伤。有时会听到有人说"半月板磨没了"，这指的就是半月板磨损、撕裂等损伤。半月板就像是膝关节处的避震器，有

了它大腿与小腿的骨骼在膝关节处才不至于直接摩擦、碰撞、磨损。但如果经常扭转膝关节使关节超出正常活动范围，或者是经常进行大运动量活动，例如每天上山、下坡行走几万步的话，半月板结构很容易由于关节处过度挤压而产生磨损甚至撕裂。另外，膝关节处的慢性退变也容易导致软骨变得软化、易于磨损，功能逐渐减弱。一旦出现半月板损伤，患者经常会感到疼痛，急性损伤期会有肿胀，在活动膝关节时破损的半月板会与胫骨、股骨发生摩擦而产生弹响声，也会感到有卡顿感，做动作时膝关节处的感觉不顺滑。在半月板损伤的急性期仍然要遵守急性损伤后紧急处理原则，及时制动、冰敷、休息、抬高患肢并加压包扎。消肿后需要医生来判断下一步的治疗，有时严重的撕裂需要通过关节镜手术来进行处理。

• 膝关节损伤后辅助恢复的运动护具

膝关节疼痛是最常见的问题，无论是为了防寒保暖还是为了更好地活动，很多中老年人都有戴护膝的习惯。但如今市面上的护膝多种多样，在挑选时如何根据自身需求来选择合适的护具？不同类型的护膝能够相互替代吗？为回答好这些问题，我们首先要了解护膝的分类和特点。

• 不同护膝类型特点及使用指南

① 运动防护型

全面包裹式

全面包裹式的护膝是运动护具的一种，它通过全面包裹膝关节，通过弹性面料施加的压力提供给关节一定刺激，提高关节的本体感觉，对关节周围肌肉、韧带提供支持作用。它的特点是支撑性能好，无论是行走或跑步，它都能够限制膝关节运动时的关节活动角度。但使用这种护膝时可能会感到闷热，尤其是夏天长期戴着时。

这种全面包裹式的护膝可以为关节提供全面支撑，更适合长时间走路或爬山运动。如果经常需要完成一些膝关节弯曲角度较大的动作，比如下蹲，这种护膝可能会给关节带来过大限制而妨碍了动作，所以此种情况不宜选择此种护膝。

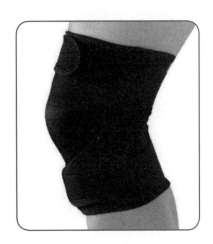

全面包裹式护膝

开洞式

开洞式护膝与全面覆盖在膝关节上的不同，它通常在髌骨处留出一个圆形空隙，而其他包裹在关节处的材质同样会给关节施加一定压力。有研究显示，这种类型的护膝能够限制行走时关节的活动角度，但是在跑步中却容易失去作用。相较全面包裹型，开洞式护膝释放了髌骨处的压力，带给膝关节更大的自由度。但同时由于减少了包裹面积，它的支撑性能是略差的。所以，在短时间健步走，髌骨疼痛无法耐受压力或者想要一定透气性时可以选择这种类型的护膝，而进行跑步等动作较大的活动时则不建议戴这种护膝。

后在大腿和小腿上绑紧上下的弹性粘扣，从而达到固定关节角度的作用。这种护膝不同于前两种，它主要用来在膝关节损伤后需要固定时将膝关节稳固在某一个特定角度，阻止关节随意运动。因此它比较适合在韧带拉伤、撕裂，半月板损伤的急性期，以及手术后制动恢复期等情况下使用，而且使用前需要和专业的医生进行沟通，确定固定的方式、角度以及时间。

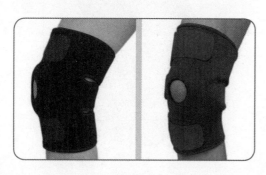

开洞式护膝

枢纽支撑式

这种类型的护膝两侧一般带有金属或硬质塑料材质的支架，在膝关节处两侧带有一个可以调节角度的枢纽，通过转动角度可以将膝关节固定在特定角度，然

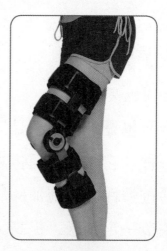

枢纽支撑式护膝

髌骨带

髌骨带是覆盖在膝盖下面的一条略窄的带子，用于支撑髌骨，通常有一定的厚度。髌骨被

包裹在髌腱中，附着在大腿和小腿交会处，会随着下肢肌肉收缩而产生滑动。日常活动时，髌骨的活动范围较小，而当进行跑步这种大运动量活动时，髌骨由于受到肌肉拉力作用会产生一定的位移。如果膝关节处各个方向肌肉拉力不平衡，髌骨就会被拉跑偏，从而引发磨损、炎症等损伤。而髌骨带就是为了保护髌骨，固定其位置，同时它也可以减少半月板的摩擦，缓解疼痛。所以，有髌骨、半月板损伤的人进行活动时可以使用髌骨带进行支撑。

动，而是有"老寒腿"，为了防寒保暖。在市面上也可以找到这种有一定厚度，采用柔软材质或毛线材质的护膝。这种护具其实不算是运动护具，而是一种保健产品。它没有特殊功能，无法施加压力和保护，也就无法起到固定膝关节的作用。但是它通常具备保暖性，有关节炎的人可以使用这种类型的护膝进行保护保暖，防寒御寒。

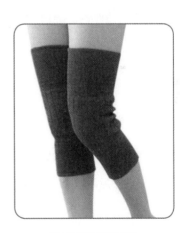

防寒保暖型护膝

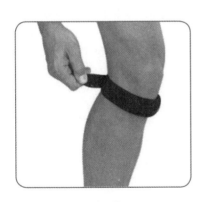

髌骨带

② 防寒保暖型

有时候中老年人选择护膝并不是为了去运动或损伤后辅助活

（6）踝关节

踝关节是人体下肢除了膝关节以外另一个重要的关节，无论是行走还是跳跃，它都能够提供给身体支撑、缓震和运动的功能。踝关节由小腿内侧的胫骨和外侧的腓骨，足部的距骨和跟骨共同构成。胫骨在内侧形成突起构成了内踝，腓骨在外侧形成了外踝，内外踝中间容纳着距骨，距骨下方是跟骨。这样我们对这些骨的结构就有了基本的了解，再来看看踝关节处的肌肉和韧带。踝关节处是小腿肌肉的附着点，能够让足部非常灵活地做出足背向上抬、向下勾脚，向内侧翻转和向外侧翻转的活动。而韧带则用来辅助保护这样一个灵活的关节，避免它过于灵活，给它一定的稳定性。其中，足内踝内侧的三角韧带非常强大，远强于外踝处的韧带。踝关节处的损伤与它的结构密不可分，结构也就决定了足部的功能和已发生的损伤。在生活中常见的踝关节运动损伤包括踝关节扭伤和足底筋膜炎。

• 踝关节扭伤

踝关节扭伤是日常生活中常见的运动损伤，它是踝关节处韧带受到过大的拉力而引起的拉伤。踝关节处向上弯曲的肌肉力量要比向下勾脚的肌肉力量大，向内翻转的力量要比向外翻转的力量大，而且足内踝三角韧带要比外踝韧带坚固，所以踝关节扭伤通常发生在外踝。很多人可能都有扭伤的经历，当外踝关节扭伤发生时，通常是发生在做脚向内翻转、脚向下勾动作的过程中，比如说当您下楼梯时玩手机，一不注意踩空了台阶，这时就容易发生踝关节扭伤。

踝关节扭伤后通常会感到无力感，疼痛、肿胀，皮肤会出现瘀青。这时应当根据"PRICE"原则，停止足部活动，用夹板或护具固定制动，24 小时内每间隔 3~4 小时冰敷 20~30 分钟，抬高足和小腿使其高于心脏水平位。消肿以后需要医生判断是否存在合并的其他损伤，如果是单纯的扭伤且不严重的话，过了急性期后充分地固定、休息，之后应当尽快地进行康复运动，恢复关节正常的活动范围，并适当进行力量练习。

• 足底筋膜炎

足底筋膜炎是足底部的筋膜发炎导致的。足底有一层厚厚的、有一定韧性的腱膜连接跟骨与脚掌的跖骨，是足弓的重要支撑结构，能够承受整个脚大约14%的负荷。在足弓处，它就像弹簧一样辅助维持足弓正常的功能，走路脚蹬地时这根弹簧被拉长储备弹力，离地时又能释放弹力使足部恢复正常。正常情况下，我们的足弓弧度能够支撑身体重量，也能在跑、跳等动作中发挥支撑身体的作用。但当体重过大或者长时间站立，重量压在足弓上超过了它承受的限度，足弓就会出现塌陷、变形。另外长期穿高跟鞋、穿不舒适的鞋子，让脚处于变形状态，足弓形态也会发生改变，足底肌肉、筋膜受到异常牵拉，从而造成损伤。足底筋膜炎导致的疼痛最常发生在足跟处，严重时整个足弓也会疼痛难忍。休息一段时间、进行局部理疗和药物治疗后，炎症会缓解，但是如果没有找到并处理引起炎症的真正原因的话，足底筋膜炎仍然会复发。

• 踝关节损伤后辅助恢复的运动护具

① 护踝

常见的护踝有三种类型。

袜套样护踝

袜套样护踝通常像一个袜子一样套在足跟部位，前端脚掌处留出部分脚掌和脚趾的空间，后端足跟处留出足跟空隙。这种护踝可以直接套在脚上，有的还有魔术贴加以固定。

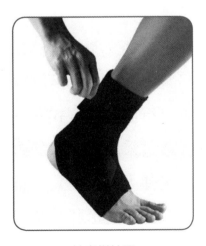

袜套样护踝

绷带型护踝

绷带型护踝有的就是一条长长的具备一定弹性的绷带，需要自行在脚踝处缠绕；有的也会定制出类似袜套样护踝的形状，可以直接套在脚上，然后根据松紧配合魔术贴进行调整固定。最后，弹性绷带在脚踝处缠绕成一个"8"字结构。

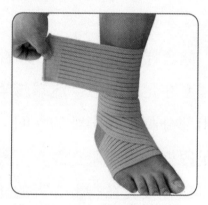

绷带型护踝

足踝贴扎

除了直接穿戴的护具，还有一种经常由专业医生给脚踝损伤的患者进行固定的方式——足踝贴扎。通过采用无弹性的白贴或者有一定弹力的肌内效贴布，在足踝处根据脚的形状缠绕成"8"字、"马镫""马鞍"等不同形状，对踝关节进行固定。固定前，通常会在皮肤上包裹一层皮肤膜，防止贴布直接接触皮肤引起橡胶过敏。这种防护方式一般需要由专业人员操作。

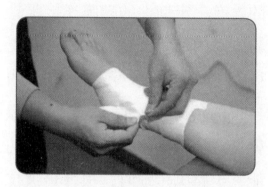

足踝贴扎

护踝的使用

护踝有一定的固定作用。在进行急性期的加压固定时，及时采用有一定弹性压力的护踝可以减少肿胀和淤血。这时选择袜套型护踝或者请专业人士进行贴扎都是很好的选择。弹性绷带虽然也能够有一定固定作用，但是它的稳定性没有另外两种方式强。要注意的是，在穿戴时无论哪种护具都不应过紧，应当在使用时感到有一定压力，而脚的末端不会感觉到勒得发麻、缺血。如果度过急性期，消除肿胀后确定没有骨折的话，这种护具仍可以穿戴；如果发现骨折则还需要进行石膏固定等更稳固的方式固定踝关节。最后，扭伤后要想尽早恢复行走功能，应当尽早开始康复运动，这时就需要摘掉这些护具开始功能锻炼，主动地恢复足踝关节活动范围，让肌肉慢慢适应负重。如果锻炼时只要一运动就穿戴护踝，时间长了踝关节会对护具产生依赖性，失去自身韧带、肌肉应有的强度而变得松弛。这时，护具不仅没有起到保护作用，反而限制了关节的恢复，容易导致关节不稳、无力，离开护踝心理上也会感到不踏实。所以，在使用护踝时，最好是在医生要求的制动期，或者刚开始锻炼踝关节还不稳时短时间辅助穿戴。一旦进入恢复的后期，及早进行康复锻炼才是促进关节恢复正常功能的"正道"。

② 足跟垫或定制鞋垫

足跟垫或矫形性定制的鞋垫会通过重新分配足底压力分布，优化足底结构、足弓所承担的负荷，缓解过度承受的压力，对足底筋膜炎导致的足跟痛、足底痛起到一定的缓解效果。使用足跟垫或定制鞋垫站立、行走时，可以减少地面反作用力对足部的冲击力，起到缓震、缓压的作用。特别是矫形鞋垫，它可以纠正变形的足底形态，改善足弓形状，减少对足底筋膜过度紧张的牵拉，使筋膜得到放松和休息。

这种足跟垫一般由硅胶等较软的材料构成，有一定缓释足跟压力的设计，使用时可以直接放到鞋子里。而定制鞋垫则有已经预制好的和需要特殊制作的两种。预制鞋垫的形态虽然也会有尺寸、形态的区分，但一般都是制作好直接拿来使用的，无法根据个体差异调整。特殊制作的则会有专业人士采用压力测定仪器对足底压力进行测试评估，然后再进行鞋垫制作，可以根据每个人足踝的特点来打造不同形状的鞋垫。有研究认为，这种定制的鞋垫对缓解足底筋膜炎的效果更好。

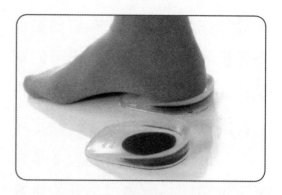

足跟垫

4.2 长期穿戴运动护具真的能保护关节吗

有些人对于运动护具有一定依赖性，每当运动时就要戴上护膝、护腕，认为护具可以保护自己的关节，运动时更不容易受伤。另外一些人在受过伤后，心理存在创伤后的应激反应和恐惧感，害怕同样的部位发生二次损伤，所以也时常穿戴运动护具。其实这样做是错误的。只有在受伤的阶段我们才适合选择护具进行关节保护、加压限制活动等，或者在关节不稳时选择护具进行支撑。健康的人在没有受伤时是无须穿戴护具的。要知道关节本身对外力冲击有一定的敏感度和抗压能力，当我们出现运动损伤后穿戴护具可以从物理角度给关节提供一定外界压力，刺激关节形成紧张感，从而加强对关节的保护。一旦受伤情况得到好转，我们应尽快摘掉护具，让关节逐渐适应外界的刺激，逐渐恢复关节对运动中各个方向不稳定负荷的感受，形成适度的肌肉紧张感，锻炼韧带对在力学刺激下的韧性，只有这样才能更好地促进关节健康。否则关节就成了离开护具无法工作的"零件"，越来越依赖护具，自身的功能也越来越差。普通人更是无须额外用护具提前预防损伤，相反，长期穿戴也可能使正常的关节更容易受伤，起到适得其反的作用。

4.3　这笔钱可不能省，您的运动护具该换换啦

运动护具一般由具备一定密度和弹性的针织材料构成。穿戴后通常能给关节处施加一定压力，限制关节活动的灵活性。使用一段时间后，一些护具会出现织物松弛，拉力、弹性下降的情况，已经不能发挥它原来的作用。这时如果再次穿戴，不仅不能保护关节，反而可能会提高进一步损伤的风险，此时就需要我们及时更换护具，来确保它发挥正常的作用。

4.4　如何挑选适合老年人的运动护具

在挑选运动护具时应当重点关注以下几点。

具备良好设计

一副好的运动护具一定要具备符合人体结构的设计，良好的设计能够既符合关节结构，又可以让我们穿戴时更加贴合、舒适。

材质紧密、柔软且透气

运动护具一般由一些弹性织物构成，具备弹力和一定的厚度。根据需要保护部位的特点，尽量选择摸起来柔软、不发硬，穿戴时不过于紧绷，有一定的弹性的护具。穿戴一段时间后可以感受护具的透气性，不透气的面料会造成皮肤的不舒适，在夏天甚至会引发皮肤疾病。

有一定厚度但不是越厚越好

有研究显示护具的厚度会影

响动作的力学运动模式，在选择时尽量挑选有一定厚度，能够给支撑部位一定压力的护具，但不是越厚越好。特别是戴护具运动时，太厚的护具会影响动作形态。

选择合适的尺寸

因为每个人的身高、身型不一样，关节处的肌肉围度也不同，在选择护具前应当明确护具的尺寸。可以找一个皮尺测量肌肉或关节处的围度，根据不同护具提供的尺码参考进行选购。合适的护具在穿戴后做出一系列活动时不会脱落。如果尺寸过大很容易脱落，而尺寸过小又会导致勒得过紧不利于血液循环。

第 5 章

老年人预防运动损伤的实用练习动作

肩关节

5.1 靠墙划臂上举

动作要领：背靠墙站立，双脚分开比肩略宽，膝盖微曲，脚尖朝前。后背部贴近墙面，双臂向外侧展开，肘关节呈 90 度屈曲外展位，沿着墙壁缓慢上举，感受肩背部紧张肌肉的拉伸感，训练肩胛骨的回缩。缓慢放下，重复动作。

锻炼次数与组数：每组 10～12 次，一共 2～3 组。

动作效果：塑造良好形体，改善长期伏案、久坐引起的驼背。

注意事项：在双臂伸展过程中，胸部不要过分挺起，也不要腹部发力，保持背部一直贴紧墙面。

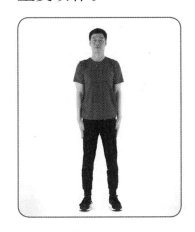 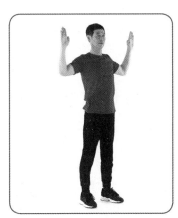 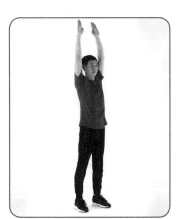

5.2 胸大肌主动拉伸

动作要领： 站立位，双臂展开呈"蝴蝶状"，双手从耳后方抱住头部，双手交叉。收紧腰部，挺直背部，双臂缓慢向后打开，感受胸部的拉伸感。

锻炼时长与组数： 每组拉伸 15～30 秒，一共 2～3 组。

动作效果： 拉伸胸大肌，放松胸部的紧张肌肉。

注意事项： 肩部尽量打开。腹肌保持收紧，才能慢慢抵抗住身体移动施加的阻力。

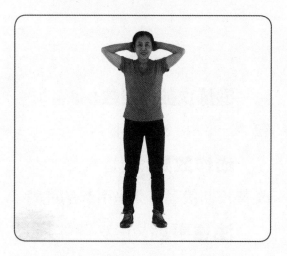
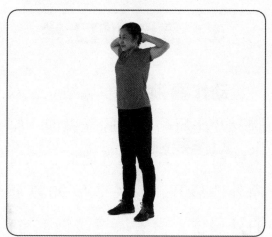

5.3 靠墙"招财猫"

动作要领： 站立位，双脚比肩略宽，双臂向外侧展开，肘关节呈 90 度屈曲外展位。大臂保持与地面平行，一侧手臂向上旋转，另一侧向下旋转，在转动到最大位置处保持 1～2 秒，然后

回到起始动作，交替重复进行。

进阶动作： 经过一段时间练习后，可逐渐增加负重，双手可以手握小哑铃或弹力带，进行抗阻力量练习。

锻炼次数与组数： 每组

8~15 次，一共 2~3 组。

动作效果： 外旋肩部，缓解肩颈部紧张感，增强肩袖肌群力量，稳定肩关节。

注意事项： 腹肌保持收紧，旋转手臂时身体不要随意扭转。初学者可以靠墙完成此动作。

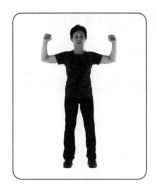 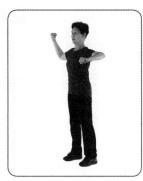 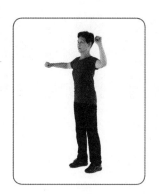

5.4 肩外旋练习

动作要领： 站立位，双脚分开比肩略宽，将两侧肘部贴紧身体，屈肘 90 度，两手握住弹力带两端。双侧小臂缓慢用力向外旋转至最大范围处停留 1~2 秒，然后回到初始位置，重复此动作。

进阶动作： 增加弹力带的阻力。

锻炼次数与组数： 每组 8~15 次，一共 2~3 组。

动作效果： 增强冈下肌和小圆肌力量，稳定肩胛骨。

注意事项： 手肘不要离开身体代偿发力。

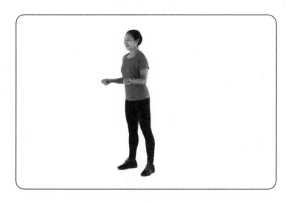 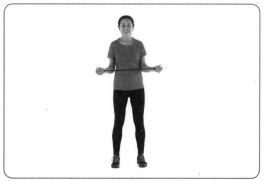

5.5 肩内旋练习

动作要领：将弹力带一端固定在身体右侧，高度大概与头部位置平齐。站立位，双脚分开比肩略宽，将右侧肩关节外展90度，同时屈肘90度上举握住弹力带自由端。右小臂缓慢用力向下旋转，直至小臂与水平面平齐，停留1~2秒，然后回到初始位置，重复此动作，然后交替换边。

进阶动作：增加弹力的阻力。

锻炼次数与组数：每组8~15次，一共2~3组。

动作效果：增强肩胛下肌的力量，稳固肩关节下方和前方。

注意事项：手肘不要离开身体代偿发力。

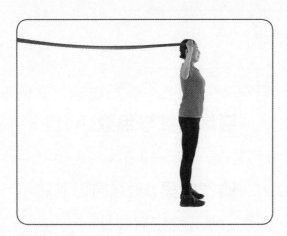
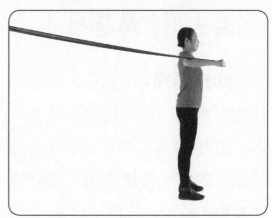

胸椎

5.6 胸椎泡沫轴滚压

动作要领：仰卧位躺在瑜伽垫上，将泡沫轴放在胸椎下方。双脚支撑，挺起腰腹、臀部。双手交叉抱于胸前或头后。脚跟发力推动身体在泡沫轴处缓慢滚压，轻轻按摩背部肌肉。

锻炼时长：滚压 30～60 秒。

动作效果：按摩放松背部肌肉，增大胸椎活动度，矫正驼背姿势。

注意事项：头部尽量不要过分后仰，下颌微收。

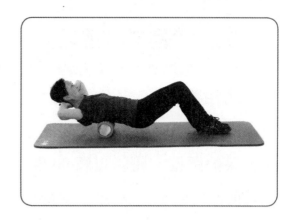

5.7　胸椎灵活性练习

动作要领：屈膝跪于瑜伽垫上，双手支撑。抬起一侧手臂抱住头部，肘关节向外打开，然后肘部向下、向上带动身体翻转，在最大幅度处停留 1～2 秒，然后回到起始动作。重复此动作，每侧做完 1 组后，左右侧交替重复。

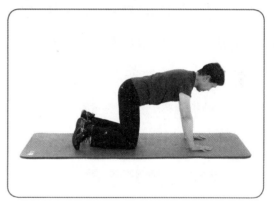

锻炼次数与组数：每侧每组 8～12 次，一共 1～2 组。

动作效果：增大胸椎活动角度，增加胸椎灵活性。

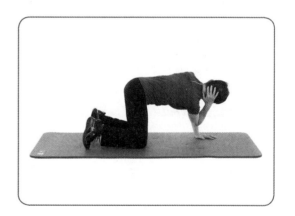

注意事项：在肘部带动身体翻转时，注意骨盆保持固定姿势，通过屈髋屈膝 90 度来防止下肢过多参与。

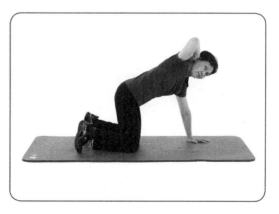

5.8 "翻书"练习

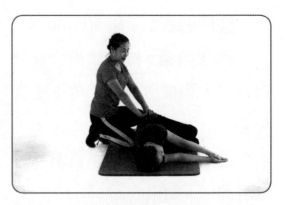

动作要领：侧卧位躺在瑜伽垫上，头部下方可以放一块瑜伽砖，保护颈椎。屈髋屈膝90度，双臂前伸与躯干呈90度，肘部伸直。上方手臂向外向后打开，同时头部随手转向后侧，在手臂打开最大角度处停留1~2秒，然后回到初始位置。重复此动作，每侧做完1组后，左右侧交替重复。

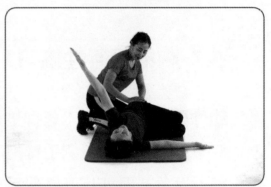

锻炼次数与组数：每侧每组8~12次，一共1~2组。

动作效果：增大胸椎活动角度，增加胸椎灵活性。

注意事项：注意骨盆保持固定姿势，通过屈髋屈膝90度来防止下肢过多参与。如果有同伴也可以让同伴辅助固定髋关节，增加稳定性。

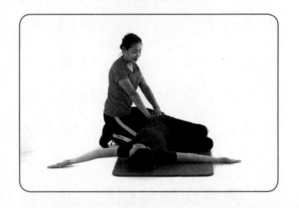

5.9 懒猫弓背

动作要领：双脚分开与肩同宽，站立在有靠背的椅子后方，

身体屈髋90度用手刚好扶住椅子背。呼气胸部下压，吸气含胸弓背，感受脊柱一节一节地活动。

锻炼次数与组数：每组8~12次，一共1~2组。

动作效果：延展脊柱，放松胸椎、腰椎及背部紧张的肌肉。

注意事项：站立位置与椅子距离应掌握好，不可过远或过近，以图中所示为最佳，手撑椅背落点不要过于靠前，以免给腰部带来过多负担。做动作时，臀肌和腹肌保持收紧，如果做动作时无法感受脊柱灵活运动，可能是某节段肌肉紧张导致，可放慢动作速度，缓慢延展，感受脊柱的运动。

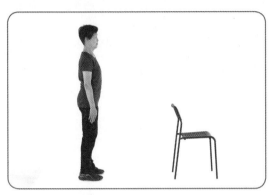
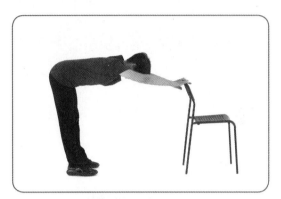
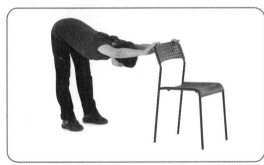
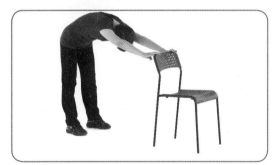

核心肌群

5.10 平板支撑

动作要领：俯卧面部朝下，两手位于肩关节正下方撑起身体。腰腹发力，肌肉绷紧，使身体保持一条直线，臀部发力收紧，不要翘臀。双脚脚尖着地支撑，双脚宽度可与肩同宽或并拢。如果动作吃力，可以采用膝关节着地的跪撑姿势，双脚轻轻抬离地面。

进阶动作： 两肘屈曲呈 90 度撑地，位于肩关节正下方，进行肘部支撑动作。

锻炼时长： 每组 30 秒，一共 2~3 组。

动作效果： 这是适宜中老年人的静力性动作，主要锻炼腰腹深层肌肉，如腹横肌、多裂肌等。

增强核心肌群力量，稳定侧弯、扭腰动作，减少背部和脊柱受伤风险，改善弯腰、驼背的姿势。

注意事项： 背部绷直，使身体呈一条直线。腰部不要塌陷，下颌微收。如果无法坚持导致动作变形，则停下休息后再开始。确保每次练习都处于正确姿势。

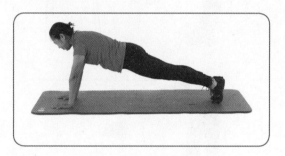
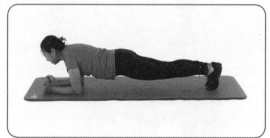

5.11 侧桥

动作要领： 起始时先侧躺在瑜伽垫上，肘部位于肩关节正下方，撑起身体，两脚交叠放置或交叉支撑于地面上，然后抬起髋部，将整个身体侧撑起来。从侧面看，身体在同一平面上，且该平面垂直于地面。如果支撑吃力的话，可以采用侧跪姿的方式支

撑，将膝关节屈曲 90 度，一侧膝盖支撑身体。

进阶动作： 逐步增加侧向支撑的时间，或者尝试轻轻将臀部下落至接近地面，但不完全放下，然后顶起髋部保持 1~2 秒后再落下，交替进行。

锻炼时长： 每侧每组 30 秒，

一共 2~3 组。

动作效果： 刺激腰腹核心肌群，特别对腹内外斜肌有很好的锻炼效果。

注意事项： 臀部不要向后翘，腰部挺起，整个身体始终呈一条直线。

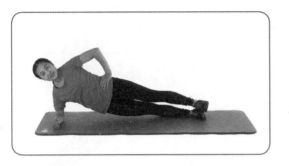

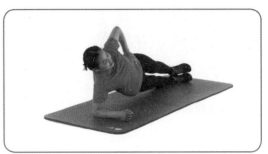

5.12 臀桥

动作要领： 仰卧姿势，双手放于身体两侧稳定躯干，全脚掌贴紧地面支撑。头部平躺，下巴微收，两腿分开与肩同宽，双膝关节屈曲，起身后使小腿与地面之间夹角近似呈 90 度。脚尖朝前与膝关节处于同一直线。臀部发力，顶髋抬起臀部，使背部、臀部和大腿呈一条斜线。

进阶动作： 顶髋处可以施加一根弹力带进行抗阻挺髋。

锻炼次数与组数： 每组 8~12 次，一共 2~3 组。

动作效果： 激活臀部和伸髋肌群，激活背部深层肌肉，适合久坐人群练习。

注意事项： 保持起桥后身体稳定，避免左右晃动。脚尖向前，不要呈现"外八字"或者"内八字"，膝盖不要内扣。

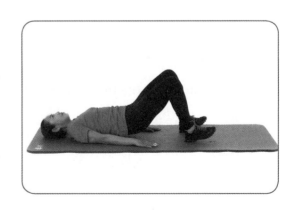

5.13 俯卧支撑爬行

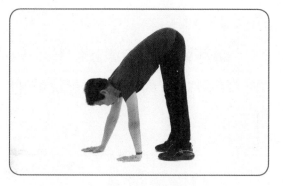

动作要领：收紧腹部，双手撑地向前爬行，直至最大位置停留1~2秒，然后手臂保持不动，双腿交替向手臂靠拢，直至回到起始位。

进阶动作：逐渐增加手臂到达的位置。

锻炼次数：尽个人努力完成最多次数。

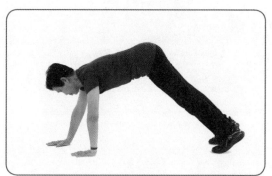

动作效果：强健腹部肌肉，特别是上半部分。

注意事项：手臂支撑交替爬行时，尽量控制身体不要左右晃动。在最大位置停留时，始终保持背部的平直，不要弓背塌腰。

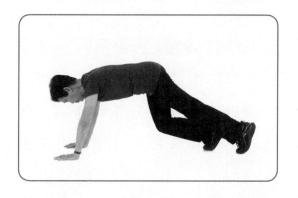

5.14 弓箭步转体

动作要领：站立位，双脚分开与肩同宽。右脚向前迈一大步，右腿屈膝约90度，使右腿膝盖处于右侧支撑脚的正上方。左手扶住右腿膝盖保持稳定，右手臂向前平举，与身体呈90度，右手臂向右侧打开，同时身体随之转动，直至最大角度处，停留1~2秒后收回手臂，同时右脚蹬地，右脚撤回，使身体回到站立位。每侧交替完成此动作。

进阶动作：双手前平举，可以手持实心球或哑铃增加负重。

锻炼次数与组数：每侧每

组 8~12 次，一共 2~3 组。

动作效果： 这是动态核心稳定性练习，强健腹内外斜肌、腰背部、腿部及肩背部肌肉，增强身体平衡、协调能力。

注意事项： 迈出弓箭步后，膝盖与脚尖保持在一条直线上，膝盖不要过分内扣。保持重心落在两脚中间位置，不要过分向前顶膝盖，避免膝盖超过脚尖。上半身保持挺直。

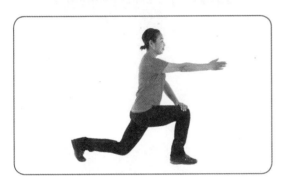

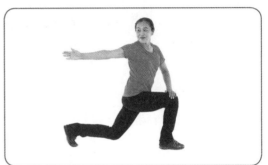

5.15　俄罗斯转体

动作要领： 坐在瑜伽垫上，双腿微屈，背部保持平直向后仰。保持下肢固定，双手相握，形成一个开口向内的"V"字，交替向身体两侧下方摆动。

进阶动作： 双手可以握住实心球或小哑铃进行抗阻练习。身体可以加大向后倾斜的角度。

锻炼次数与组数： 每侧每组 8~12 次，一共 2~3 组。

动作效果： 强健腰腹部，尤其是腹内外斜肌。

注意事项： 保持背部平直，避免弓背。

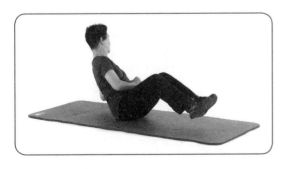

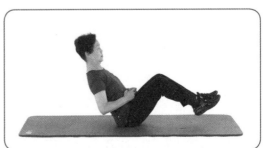

髋关节

5.16 泡沫轴放松大腿前侧

动作要领：俯卧位，双手握拳或掌心向下紧贴地面，双肘支撑。腰背部收紧，将泡沫轴放置于一侧大腿下方靠近耻骨联合处，另一侧腿搭在滚压腿上。双臂用力推动身体，使其在泡沫轴上来回滚动，使泡沫轴滚动到大腿下方靠近髌骨处。可来回滚动，也可在肌肉疼痛处停留 30 ~ 60 秒。

锻炼时长：滚压 1 ~ 2 分钟。

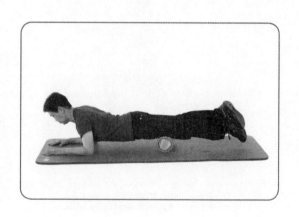

5.17 泡沫轴放松髂胫束

动作要领：按摩右侧髂胫束时，侧卧位，右肘放在右肩下方支撑身体，将泡沫轴放在右大腿外侧，左脚跨过右腿，放在身体前，支撑身体，同时左手臂放在地面辅助支撑。核心收紧发力，推动身体使泡沫轴反复按摩滚压右大腿外侧髂胫束。也可在肌肉疼痛处停留 30 ~ 60 秒。按摩后交替换边，按摩左侧髂胫束。

锻炼时长：滚压 1 ~ 2 分钟。

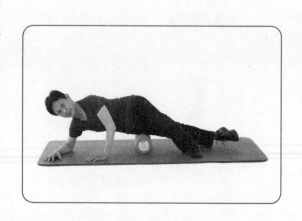

5.18 泡沫轴放松臀部

动作要领: 放松右侧臀肌时，右手撑在身后，坐位，右侧臀部坐在泡沫轴上，左腿支撑身体，将右小腿搭在左大腿上，身体重心向右倾斜，使身体力量压在右侧臀肌上。核心收紧发力，推动身体以右侧臀肌为中心，来回滚压泡沫轴，反复按摩臀肌。也可在肌肉疼痛处停留 30~60 秒。按摩后交替换边，按摩左侧臀肌。

锻炼时长: 滚压 1~2 分钟。

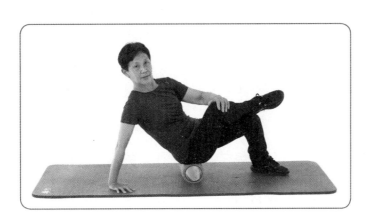

5.19 蚌式开合

动作要领: 侧躺在瑜伽垫上，身体处于和地面垂直的平面上，贴地侧手的前臂支撑于地面，撑起头部，固定上身。骨盆与下身处于同一直线，微微屈髋、屈膝，臀部外侧发力，打开上方腿的膝盖，模拟开蚌壳动作。

进阶动作: 在膝关节上方套一根环形弹力带，进行抗阻练习。

锻炼次数与组数: 每侧每组 8~12 次，一共 1~2 组。

动作效果: 锻炼臀中肌，提高骨盆稳定性。

注意事项： 做动作时，保持身体、骨盆稳定，避免身体晃动、骨盆翻转。控制动作幅度，逐渐找到臀部外侧发力的感觉。

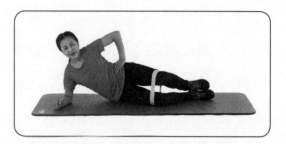 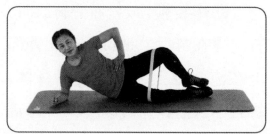

5.20 抗阻弹力带横向滑步

动作要领： 将环形弹力带套在踝关节上方，双脚自然开立与肩同宽，保持弹力带紧绷。俯身与水平面呈 40 度左右的夹角，微屈髋屈膝，双手放于身体前方，呈准备姿势。准备好后，右侧臀部发力带动右下肢向同侧跨步，左下肢支撑身体姿势不变，随后左下肢向右侧跨步，双臂自然摆动。重复动作，呈横向"螃蟹走"。

锻炼距离： 每侧行走 5~10 米。

动作效果： 激活久坐不用的臀部深层肌肉，增强核心稳定性。

注意事项： 在横向跨步时，上身始终处于准备姿势，保持重心水平移动，切忌上下晃动。跨步时注意脚抬离地面的高度不宜过高，刚开始可以缩小跨步幅度，采用小碎步横向行走。行走过程中，始终保持弹力带紧绷。

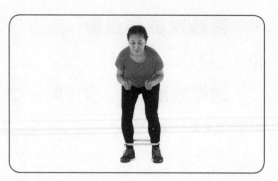 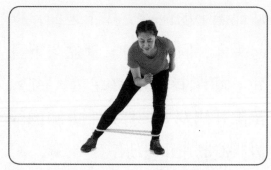

膝关节

5.21 动态抱膝

动作要领： 自然站立，抬起左腿屈髋屈膝，用双手抱住左腿膝关节下方，并缓慢拉向胸部，直至左侧臀部产生拉伸感。然后，左脚向前迈步时缓慢放下左腿。抬起右腿屈髋屈膝，用双手抱住右腿膝关节下方，按同样方式牵拉右侧臀部。交替向前迈步，牵拉双侧臀部肌肉。

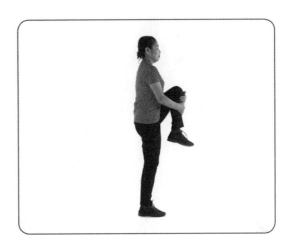

锻炼时长： 每侧拉伸 15 ~ 30 秒。

动作效果： 拉伸臀大肌，放松臀部紧张肌肉。

注意事项： 避免上身过度后倾。

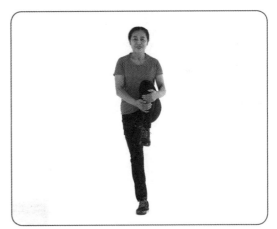

5.22 大腿内收肌坐姿拉伸

动作要领： 起始时坐在瑜伽垫上，用双手握住两侧脚踝，两脚脚心相对。将脚踝拉向身体侧。用肘部顶住两侧膝盖内侧，并向下施加压力，将膝盖缓慢向下压，此时保持两脚脚心相对。感受大腿内侧的拉伸感。

锻炼时长：拉伸 15～30 秒。

动作效果：同时拉伸两侧大

腿内侧肌肉。

注意事项：身体可以适当前倾，辅助肘部向下施加压力。

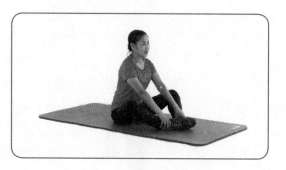

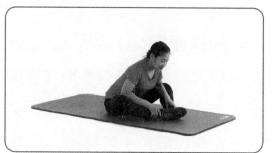

5.23 髂腰肌弓步拉伸

动作要领：起始时弓步跪在瑜伽垫上，左腿在前，右腿在后。左腿髋关节、膝关节弯曲约 90 度，右腿膝关节弯曲约 90 度。左右手相叠，扶住左膝，向前缓慢移动身体，使身体重心慢慢靠近左侧支撑腿，同时感受右侧下腹部延伸至骨盆的拉伸感。

锻炼时长：每侧拉伸 15～30 秒。

动作效果：放松紧张的髂腰肌，改善骨盆前倾，缓解腰痛，适合久坐人群放松腹部深层紧张

的肌肉。

注意事项：拉伸时保持上身与地面垂直。

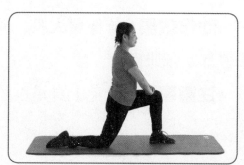

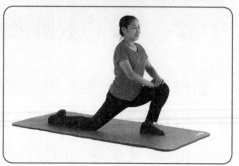

5.24 拉伸大腿前侧

（1）俯卧位

动作要领：俯卧位，右膝屈曲，脚尖向上抬，用右脚尽力朝臀部方向拉伸，感受右大腿前侧股四头肌的拉伸感。交替换边，牵拉左侧股四头肌。

锻炼时长：每侧拉伸 15～30 秒。

动作效果：拉伸股四头肌，放松大腿前侧肌肉。

注意事项：牵拉时，膝关节

不要离开地面。

（2）侧卧位

动作要领：侧卧位，上方膝盖弯曲，脚背尽量朝头部方向抬，用手握住脚背，缓慢拉伸大腿前侧肌肉。

锻炼时长：每侧拉伸 15～30 秒。

动作效果：拉伸股四头肌，放松大腿前侧肌肉。

注意事项：侧卧位时下方手臂可以撑住头部辅助稳定身体。

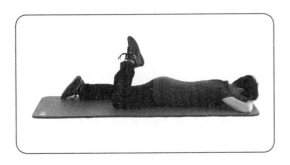

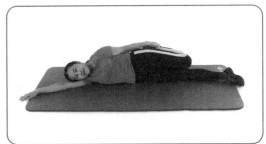

5.25 单腿屈髋

动作要领：站立位，左腿向前迈一大步，脚跟着地。屈曲右腿膝关节，同时屈髋臀部向后坐，两手扶在右腿膝关节上方保

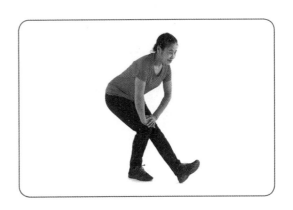

持稳定。在身体向后坐的过程中，感受左腿后侧腘绳肌的拉伸感。15～30秒后，交替换边。

锻炼时长：每侧拉伸15～30秒。

5.26 深蹲

动作要领：起始时双脚与髋关节同宽，保持肩胛骨下沉，不要耸肩。保持膝盖与脚尖处于同一方向。收紧腹部和臀部肌肉，大腿发力，髋关节向后移动，身体缓慢下蹲，上身稍向前倾，当大腿与地面平行时保持动作1～2秒。然后腿部发力使身体站立回到起始姿势。重复此动作。

进阶动作：可以手持哑铃负重，增加下蹲深度。

锻炼次数与组数：每组8～15次，一共2～3组。

动作效果：强健腰背部和腿部肌肉。

动作效果：拉伸屈膝肌群，放松大腿后侧。

注意事项：拉伸侧大腿往前迈步并保持伸直。双脚脚跟不要离地。

注意事项：

（1）整个过程中注意脊柱保持中立位，腰腹部收紧，不要拱背塌腰。

（2）初学者如果无法蹲到大腿与地面平行也不要紧，可以适当减小深蹲幅度，根据自己的能力下蹲到可接受的最大限度即可，坚持练习一段时间后，深蹲幅度会有所提高。

（3）下蹲过程中，双脚脚尖朝前，避免出现内八字、外八字脚。

（4）膝盖与脚尖方向一致，膝盖间保持一定距离，如果出现膝盖内扣，可以在两膝之间放一个大小合适的有一定软度的训练球。

（5）下蹲过程中，膝盖不要超过脚尖。

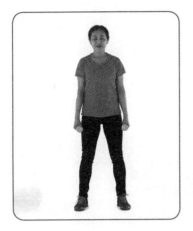
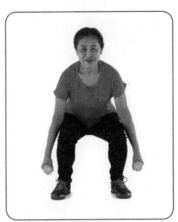
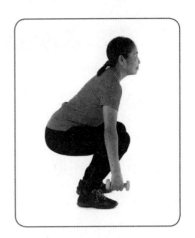

踝关节

5.27 拉伸小腿三头肌

动作要领： 右腿弓步，后腿伸直后撤，双手扶住右腿膝关节。身体缓慢前倾，感受左后方小腿的拉伸感。交替换边，拉伸另一侧小腿。

锻炼时长： 每侧拉伸 15 ~ 30 秒。

动作效果： 拉伸小腿后侧肌肉。

注意事项： 后脚脚跟不要抬起。

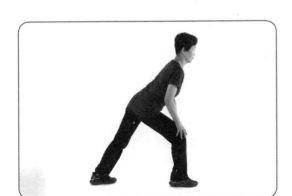
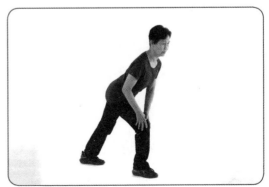

5.28 泡沫轴放松胫骨前肌

动作要领： 双手撑在瑜伽垫上，屈髋屈膝，将泡沫轴放于右小腿下方，左脚搭在右脚踝上，对泡沫轴施加一定压力。核心收紧，带动下肢发力，令右小腿胫骨前肌在泡沫轴处来回滚压，放松。然后交替换边。

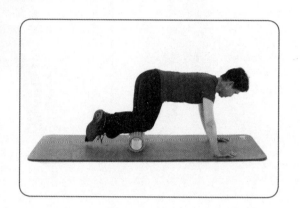

锻炼时长： 每侧滚压 30 ~ 60 秒。

动作效果： 充分放松小腿肌肉。

注意事项： 避免用泡沫轴按压骨骼。按压时尽量戴护膝以降低肌肉紧张感。

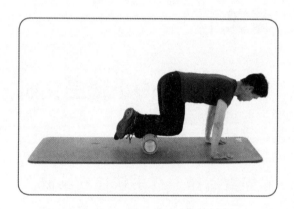

5.29 泡沫轴滚压小腿三头肌

动作要领： 坐在瑜伽垫上，双手放在身体后侧支撑身体。将泡沫轴放在小腿正下方，腰腹收紧，臀部发力抬起，带动身体前后移动，感受小腿后侧肌肉的按摩感。

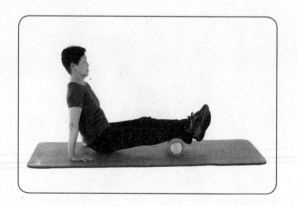

进阶动作：可将一条腿交叉放在另一条腿上方，增强对肌肉的刺激。

锻炼时长：滚压 30 ~ 60 秒。

动作效果：放松小腿后侧肌肉。

注意事项：腰背部收紧。

5.30　踝背屈练习

动作要领：手持一根笔直的木杆，使木杆大约垂直于地面，单膝跪在瑜伽垫上，木杆落地点位于前脚掌内侧面，前侧膝盖向前顶，带动身体重心向前移动，同时保持前脚的后脚跟不要离开地面。

锻炼次数与组数：每侧每组 8 ~ 12 次，一共 1 ~ 2 组。

动作效果：检查踝关节活动角度，提高踝关节背屈灵活性，缓解腓肠肌紧绷感，预防下肢运动损伤。

注意事项：这个动作既能检验踝关节背屈的角度，也可以作为练习动作，辅助提高踝关节灵活性。保持一定的踝关节灵活性，对于完成跑步、下蹲等动作都有益处，并可以预防髋关节和膝关节的运动损伤。注意在做动作时，上身保持直立，背部挺直。

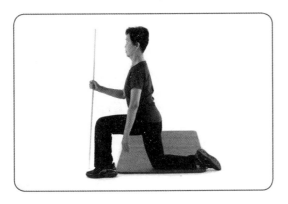 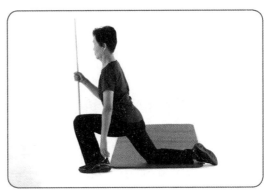

5.31 助力踝背屈练习

动作要领： 坐在瑜伽垫上，用一条毛巾或无弹性的带子兜住一侧脚掌，双手牵住带子的另一头，缓慢拉动带子，带动踝关节做背屈运动。

锻炼时长： 每侧每组 15~30 秒，一共 1~2 组。

动作效果： 辅助增大踝关节背屈角度。

注意事项： 拉伸时保持膝关节伸直。

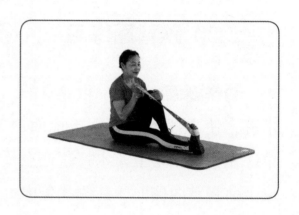

5.32 负重提踵

动作要领： 站立位，双脚分开与肩同宽，一手可以扶住椅子背或墙面维持身体稳定。提起脚跟，感受小腿肌肉充分收缩，在最高点停留 1~2 秒后，缓慢下落回到原位。

进阶动作： 从对抗自身体重过渡到进行抗阻锻炼，例如双手各持一个小哑铃，增加负重重量，提高动作难度。

锻炼次数与组数： 每组 8~15 次，一共 2~3 组。

动作效果： 锻炼小腿后侧肌肉。

注意事项： 脚尖朝前，避免出现内八字、外八字脚。提起脚跟后，保持身体稳定，不要随意晃动。如果身体不稳可以用手扶住墙面或椅子背。

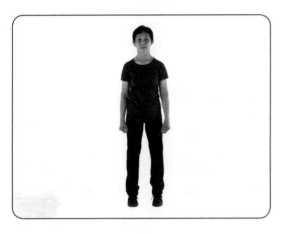
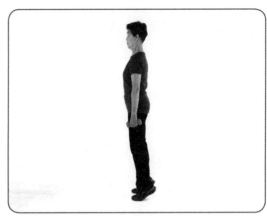

5.33　按摩球放松足底

动作要领： 坐位或站立位，脱鞋脱袜，将按摩球放于足底，足部来回移动使按摩球按摩足底。这个动作能很好地缓解足部疼痛，放松足底。注意在练习时，双手最好扶稳，以便固定身体防止跌倒。

锻炼时长： 每侧滚压 30 ~ 60 秒。

动作效果： 缓解足部肌肉紧张，放松足底筋膜，改善足底、足跟痛。

注意事项： 练习时需脱袜子。

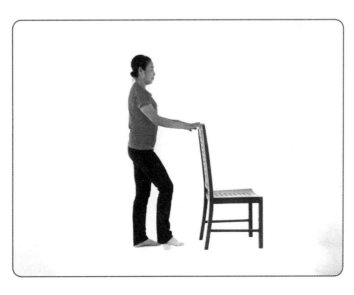

5.34 抓毛巾

动作要领: 坐在椅子上或呈站立姿势,在脚下放一块毛巾,用脚踩住。通过从大拇指到脚后跟整个足部肌肉发力,在踩住毛巾的同时将毛巾向里抓。

锻炼次数与组数: 每侧每组 8~12 次,一共 1~2 组。

动作效果: 缓解足底筋膜炎,改善足底、足跟痛。

注意事项: 重点练习足底肌肉,注意要用足底踩住毛巾,足底发力。避免脚跟抬起,脚趾代偿抓握。

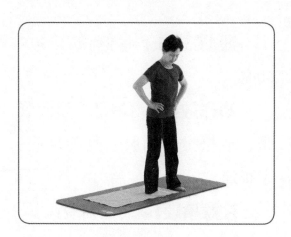
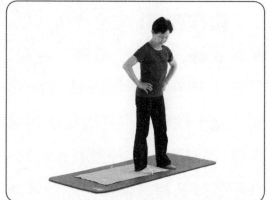

作者简介

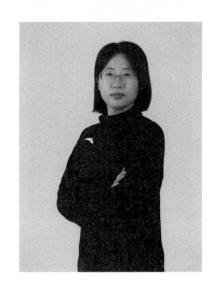

李晓彤

北京市体育科学研究所群众体育研究室助理研究员。

2009 年~2013 年就读于北京体育大学运动康复系，获理学学士学位。

2013 年~2016 年就读于北京体育大学运动医学方向，获医学硕士学位。

2015 年~2016 年，在国家体育总局体育科学研究所，参与保障国家花样游泳队备战 2016 年里约奥运会。

2016 年 11 月至今，就职于北京市体育科学研究所，参与保障北京市自由式摔跤队备战 2017 年全国运动会，为运动队提供训练监控、体能训练及伤后康复等服务。现主要在群众体育研究室从事大众健身科研科普、国民体质监测、运动损伤防护及预防等群众体育工作。

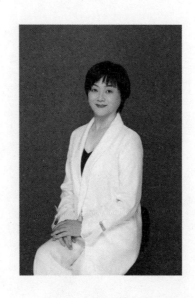

谭京京

北京市体育科学研究所群众体育研究室副研究员。

1991 年~1995 年就读于北京体育大学运动生物科学系运动保健康复专业。

1998 年~2008 年作为北京垒球队随队科研人员，随队参加两届全运会及多次冠军赛，为运动队提供训练监控及技术分析服务。

2010 年~2020 年，3 次负责北京市国民体质监测技术工作。